龍神医学

三次元⇅五次元の狭間で待つ

【どん底病】【次元病】【宇宙人病】

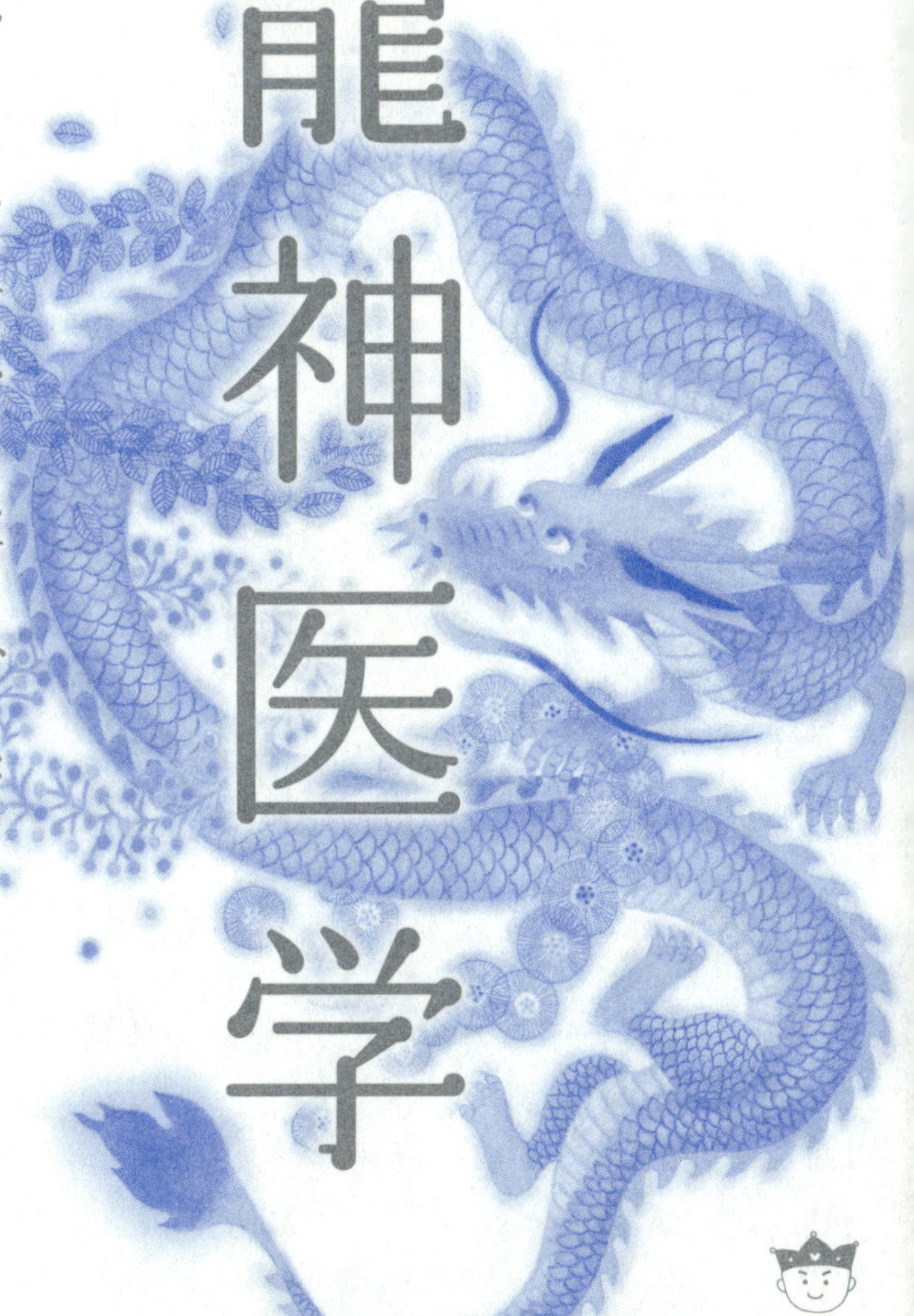

医療法人 愛香会 奥山医院 院長

奥山輝実

ヒカルランド

２０１８年秋に地球が五次元化してからは、
奇病が一気に増加しています。
地球の時空と磁場のグリッドの五次元化と
地球意識体の五次元波動化に、
うまく対応できていないのです。

三次元から五次元波動へ目覚める！

と決心した人たちには、
まず心身に溜《た》まったさまざまな毒のデトックスが起こります。
２０１８年以降、宇宙から降り注ぐ五次元波動エネルギーは
最大級になっています。
これに呼応して、心身魂の目覚めも急加速していきます。

心身からの排毒は、駈《か》け馬にムチを打つように
急ピッチで進んでいきます。
難治性の下痢や頻尿、アトピーや花粉症や喘息《ぜんそく》、
うつ病や不安神経症、時には進行性のガンの形で
排毒しようとすることもあります。
幻覚妄想や霊障病が排毒反応として発現することもあります。

ひと通りの排毒が終わると、
心身のクリスタル化の兆しが心身に現れてきます。
特に身体の細胞レベルでの炭素ユニットから
ケイ素ユニットへの元素転換という五次元波動のクリスタル化
では、
消耗して汚れたり乱れたりした波動エネルギーを
身体から排泄《はいせつ》しなければいけませんが、
これは夜間の多尿頻尿として現れることがとても多く見受けら
れます。

どん底病は、浄化と覚醒が起こっている証《あかし》ですので、
唯一の予防方法は「私は目覚めない！」と宣言して、
三次元世界に固執し続けることです。
どん底を這《は》い回り万事休す、
絶体絶命などどん底の底にたどり着いたなら、
龍神化身術が使えます。

幻聴、幻視、幻覚、デジャブなどの五次元的感覚に翻弄される人も多くなっています。

このような宇宙人病とも呼べる奇病になると、三次元世界の既存の医療では手の施しようがありません。

対症療法の薬剤を服用しても、副作用が目立つばかりでまったく効果がありません。

龍神医学は、五次元波動で診療します。
幻覚、妄想、悪夢、不運などの幽幻病が五次元波動なのか、
三次元波動なのか？
を直感力と洞察力を駆使して感じ取り見極めます。
三次元波動の幽幻病は、
我欲とエゴと煩悩の波動が滲《にじ》み出ているので、
とてもわかりやすいです。

食毒、薬毒、香毒……
三次元世界のさまざまな毒の波動が、
心身魂のいたるところから噴き出しています。
三次元世界の人々の大多数は、毒の病にかかると、
身体の病気、こころの病気を経て死病に至ります。
そこで病の意味に気づき、
病から学んで覚醒するチャンスは皆無です。

そんな中で奇病の幽幻病を得た方々は、排毒浄化と我欲煩悩からの解脱というチャンスをいただいた超ラッキー！な方々なのです。

霊障病も三次元世界にしかありません。

三次元と五次元の間にある四次元の黄泉《よみ》の世界が、怒りや憎しみや恨みや嫉妬などのドロドロに汚れた三次元波動の霊障たちを、三次元波動空間に押しとどめてくれているからです。

平行次元病は、自分が生き霊となって自分を霊障する病です。
もうひとりの自分が生き霊の正体だった……
まさかそんなことが……起こるのが、
三次元世界と五次元世界の狭間《はざま》の摩訶《まか》不思議なところなのです。

三次元世界に両足で立っている人は、
いつかは三次元世界の万病で死を迎えます。
三次元世界に軸足を置いたまま五次元世界を少しだけ踏みしめている人も、
エイヤッと五次元世界に入らない限り、
いつかは三次元世界の万病で死を迎えます。

五次元世界に軸足を移したけれど、
まだ少し三次元世界も踏みしめている人も同じです。
守護霊や守護神たちが、
必死で五次元世界に立つように背中を押してくれていますが、
何かが怖いのでしょう。
なかなか三次元世界を捨てきれません。

このタイプの中に、三次元の万病と奇病を併発して苦しんでいる人がいます。

龍神医学は、これらの三次元と五次元の両方に足を置いている人たちのためにあります。

五次元世界に両足で立ちながら、
三次元世界を眺めている人と、
三次元世界など捨て去って五次元世界を闊歩《かっぽ》しながら楽しんで
いる人には、
もう病はありません。
三次元世界で持っていた病も気にならなくなり、
消滅へと向かいます。

三次元世界を解脱しないまま、
五次元世界に覚醒してしまった人たちも増えています。
「そんなこと、できるの？」
三次元世界と五次元世界が
ワンワールドになっている今だからこそ、
解脱なしの覚醒も容易に起こります。

解脱できていなくても、
五次元世界をのぞき見ることはできるし、
五次元波動の神々や宇宙人たちの声を聞くこともできます。
解脱できていないと、
三次元世界の我欲とエゴと煩悩は浄化できていません。
そのまま我欲とエゴと煩悩の色眼鏡をかけたままで、
五次元世界を見ることになります。

すると三次元波動の特徴であった優劣や競争や支配で、
ベットリと上塗りされた五次元世界を見てしまいます。
本当は愛の宇宙なのに、
戦争や悪い宇宙人や資源奪取で冒された
三次元波動のままの五次元ワールドが見えてしまいます。

三次元世界を解脱できていないと、
空と無の世界も実体験できません。
五次元波動に覚醒はできているので何となくは想像できますが、
ここでも三次元の我欲とエゴと煩悩の想念が邪魔してきます。
空と無の世界に住む龍神たちも、
牙《きば》を剝《む》きだし邪毒を吐く悪龍の姿となって現れます。

愛の波動の化身である龍神が毒語や淫語《いんご》を吐き出した時に、「私はまだ解脱できていない」と気づけば救われますが、多くの人たちが我欲とエゴと煩悩に負けて愛を見失ってしまいます。

このような三次元世界を解脱できていない人たちには、三次元の万病が襲いかかってきます。

解脱のキーワードは財、愛、病、生きがいです。

五次元世界では、龍神たちが悠々《ゆうゆう》と泳いでいるのが見えます。
空を見上げても、海に潜っても、
森を散歩していても、温泉に浸《つ》かっていても、
いつでもどこでも龍神たちがゆるゆると泳ぎながら近寄ってきます。
五次元波動なら、龍神たちとお話もできます。

アイスボールとなった近未来の地球のビジョンが
見えた方々が急増しています。
地球の全球凍結は、三次元世界で考えられているよりも急速に
起こってしまうようで、
今、三次元世界を楽しんでいる方々の魂の多くは、
地球と共に凍結されてしまう運命にあるようです。

すべての過去生は、五次元世界へは持ち込めません。
今生の三次元波動のままの
「もうひとりの私」も五次元世界へは連れて行けません。
過去生と平行次元の「もうひとりの私」が多ければ多いほど、
沈む運命のタイタニックのような三次元地球号に乗った人たち
のさまざまな人間模様と人生ストーリーを、幾重にも折り重ね
ながら、色濃く実体験していくことができます。

すべての過去生たちと三次元波動のままの平行次元たちは、
２０２０年以降、海の藻屑《もくず》となって永久に消えてしまいます。
そんな消えゆく運命の「もうひとりの私」たちが、
五次元波動になった「本物の私」に生き霊となって取り憑《つ》き、
奇病を引き起こすことがあります。
生き霊の正体は自分だった……このようなことが起こるのは、
中身が宇宙人のケースがほとんどです。

三次元居残り組さんの脳を波動エネルギー的に診ると、
松果体は萎《しお》れたつぼみのようになっていて、
第三の目もありません。
脳幹、脳基底部、脊髄の波動エネルギーは、
重くうっ滞していて、
龍神は仙骨の奥深くに寂しく化石化してしまっています。

プロローグ　龍神医学は波動量子医学です！

龍神は五次元世界に住んでいます。

五次元波動のエネルギー意識体が龍神の正体です。

五次元世界には、病はありません。

無病息災の五次元世界へジャンプアップすれば、万病平癒します。

2018年が始まるとともに、世界中の磐座《いわくら》を封印してきた呪縛が解けて、新しい縄文の世界が開竅《かいきょう》しました。

これからの数年間は、古い三次元世界と新しい五次元世界はワンワールドです。

五次元波動の龍神たちが三次元世界を泳ぎ回っていることに、あなたは気づいていますか？

五次元世界の住人となるためには、
① まず自分の龍神に出会いましょう。これが気づきです。

②あなたの龍神に乗りましょう。これが浄化です。
③龍神の主《あるじ》として龍神に命じましょう。これが覚醒です。
④そして龍神とともに五次元世界へと飛翔《ひしょう》しましょう。

五次元世界は愛の世界です。

龍神は、五次元の慈愛の風に乗って飛びます。

すべての魂の波動も愛です……もちろんあなたの魂からも、愛があふれ出ています。

私は愛。あなたも愛。みんな愛。

それに気づくだけで、誰もが龍神の主になれます。


三次元世界は、万病で冒されていました。

生老病死《しょうろうびょうし》と輪廻《りんね》転生が永遠に繰り返されてきた世界でした。

一方の五次元世界には、病はありません。

万病に冒された三次元世界と、慈愛の五次元世界がワンワールドとなった今、三次元波動と五次元波動のギャップで生じた原因不明の奇病が急増しています。

磁場や重力や時空間、地球意識や宇宙意識、宇宙人や地底人や黄泉《よみ》の国をも考慮に入れて診療しなければ、この奇病は治りません。

龍神医学は、波動量子医学です。浄化と覚醒がキーワードの五次元医学です。

心身の浄化、波動の浄化、意識の覚醒が龍神医学の三本柱です。

あと数年後には、五次元世界へのポータルが閉じてしまいます。

主《あるじ》を五次元世界へと導きたいあなたの龍神が、この本をあなたに届けました。

この中に必ず、あなたの浄化と覚醒のヒントが見つかります。

あとはやるだけ！

気づきと目覚めと浄化が、あなたを五次元世界へ誘《いざな》ってくれます。

いざ、五次元世界へ出立《しゅったつ》です！

龍神医学のあらまし

龍神医学は、東洋医学（漢方・チベット医学・アーユルヴェーダ）・霊障医学・黄泉医学（あの世と光の世界・神々との対話）・幽幻医学を用いて、西洋医学や統合医療では原因も治療法もわからない奇病を平癒へと導く五次元医学です。

①　問診

西洋医学とは別次元の観点から、じっくりとお話を伺います。医療者はもちろんのこと、家族にさえ言えなかった症状や悩みを打ち明けてください。幻視・幻聴・幻覚・妄想・憑依《ひょうい》・悪魔や魔物、妖精や守護霊など、過去生や未来生や平行次元のビジョンや悪夢や死者の姿など、体の硬直やジストニアや痙攣《けいれん》など、どんなことをお話しいただいても驚きませんので、ご安心ください。

②　脈診

アーユルヴェーダの脈診で心身魂を診ます。今生の始まりから今までの心身魂の状態が、波動量子的に見えてきます。

③　氣功診

心身の衛氣《えき》（オーラ）の強さ・大きさを診ます。動物霊などの憑依は、これだけで祓《はら》えてしまいます。

④ **触診**

波動量子的に身体の経穴経絡《けいけつけいらく》、チャクラを診ていきます。身体に溜《た》まった食毒や薬毒、冷えや水毒《すいどく》、龍神の状態などを診ながら、必要な食養生と生活養生を指導します。

⑤ **脳氣功**

第三の目や松果体《しょうかたい》・脳幹部の五次元覚醒とクリスタル化の具合を診ます。
五次元に統合された脳かどうか？
脳脊髄に食毒や薬毒は溜まっていないか？
宇宙人のモニター用チップは挿入されていないか？
龍神は、中脈・チャクラをスムーズに泳いでいるか？
百会《ひゃくえ》が開いて、宇宙と繋《つな》がっているか？　仙骨尾骨が開いて、地球と繋がっているか？

時には、龍神の声を聞きながら、診療を進めていきます。

⑥ 院内迅速血液検査

安《あ》保《ぼ》徹《とおる》先生の自律神経と血液の相関理論に基づき、顆粒球《かりゅうきゅう》・リンパ球比率から交感神経系と副交感神経系の過緊張の具合を診ます。

宇宙人病の方は、潜在的な糖尿病気質ですので、ＨｂＡ１Ｃ（ヘモグロビンエーワンシー）の検査も必須です。

肝機能・腎機能・たんぱく質・ミネラルと塩分・脂質などの値を、五次元世界の立場から診て、食養生等をアドバイスします。

⑦ 必要な方には、龍神覚醒術や光の前世療法を行います。

霊障医学・黄泉医学・幽幻医学では、光の前世療法が最強の治療法となります。

宇宙人病を主とする龍神医学では、龍神覚醒術がファーストチョイスの治療法ですが、⑥までの華佗診《かだしん》だけで、軽快平癒してしまうことも多いのが龍神医学の特徴でもあります。

⑧　初診後は、定期的なメンテナンスをお勧めします。

特に、どん底病の方々は、すぐに三次元世界へと足を滑らせてしまうので、フォローアップの診療が必要です。

⑨　お薬は使いません。現在、服用中のお薬も、できるだけ減薬断薬していただきます。

霊障医学・黄泉医学・幽幻医学・龍神医学は、どれも食養生と生活養生が中心的治療法です。

光の前世療法や龍神覚醒術で、いくら神意識や宇宙意識と繋がり、対話できるようになっていても、食養生と生活養生が疎《おろそ》かなままでは、万病平癒と五次元覚醒はできません。どの著書にも五次元への覚醒と浄化の必要性を述べていますが、土台となる食養生と生活養生が基本中の基本です。これなくしての五次元化はあり得ません。

龍神医学◉目次

カバーデザイン　三瓶可南子
校正　麦秋アートセンター

第一章　どん底病

どん底病は、三次元世界の我欲とエゴと煩悩を手放すための最後の関門です。

五次元波動への通過儀礼

どん底病は浄化病です。

慣れ親しんできた三次元世界の自分を浄化しなければ、五次元世界には入れません。

どん底病は、三次元世界の我欲とエゴと煩悩を手放すための最後の関門です。

五次元波動に目覚めて、五次元世界が垣間見えてきた時に、どん底病が発病します。

五次元世界への目覚めと浄化の道を切り開いていく天命を担った勇者たちは、どん底病が発病悪化していく中で、五次元波動へのジャンプアップを体験します。

三次元世界では、輪廻転生を繰り返してきました。そのどの人生にも、どん底はありました。

しかし、2019年から10年余り続くどん底は、何千何万回の輪廻転生の中でも、最大最悪などん底になります。

今生の我欲とエゴと煩悩を捨て去り解脱するためには、三次元世界で生きてきたすべての過去生や平行次元の「もうひとりの私」が抱えていた我欲とエゴと煩悩も手放さなければなりません。

そんなこと、私には無理です……。

いいえ、大丈夫です。2019年を生きている人たちには、すでにちゃんと輪廻転生と我欲・エゴ・煩悩から解脱する力と守護が備わっています。

どん底病は、五次元波動人になるための麻疹《はしか》のようなものです。どん底病をくぐり抜けないと、真の五次元波動人にはなれません。

どん底病は大きく4つに分かれます。財と愛と病と生きがいです。

財のどん底病

財は、お金や財産、仕事や役職、名声と名誉、権威と権力などです。三次元世界の我欲とエゴと煩悩を代表する力《フォース》が財です。

三次元世界の財は、五次元世界へは持ち込めません。三次元世界で「死んだらあの世へ持って行けないもの」の代表格が財です。

財は、丸ごと三次元波動で成り立っています。五次元波動に目覚めた時に、財の三次元波動は、五次元波動を乱したり弱めたりします。時には三次元波動に引きずり戻してしまいます。五次元波動への目覚めで、最初に邪魔になるものが財なのです。

どん底病にかかると、何をやってもうまくいかなくなります。突然の災難が、次々と襲いかかってきます。破産や失業、今生最悪な貧困に悶絶《もんぜつ》します。運命をあざ笑うかのような悪魔の声が聞こえてきます。

三次元波動のうちは、財に執着します。五次元波動に目覚めても、まだ三次元世界に軸足を置いている間は、財を手放せません。どうしても財にしがみついてしまいます。

五次元世界の財は、感謝のエネルギーになります。財の分かち合いとパス回しの循環が、感謝のエネルギーを高めます。

感謝の財は循環しながら、五次元世界の日常を豊かに発酵させてくれます。滋味滋養に彩られた日々を暮らす五次元世界の人たちに病がないのは、感謝の財のおかげです。

三次元世界のように独り占めして滞らせると、財は腐って、ますます財の波動は汚れてしまいます。

三次元世界は、陰陽善悪の世界です。悪の波動は、更なる悪の波動を引き寄せて巨大化していきます。悪の波動に染まった財は、三次元世界の経済を腐らせます。２０１８年以降、三次元世界の財の腐敗は、目に余るものがあります。三次元世界に奇病と貧困と暴力が急増しているのは、この腐敗した財の汚れた三次元波動が原因のひとつです。

今、財で困窮の極みを味わっている人たちは、五次元波動人です。

「運命をあざ笑う者が幸運を手に入れるだろう」ベンジャミン・ディスレーリ

五次元波動に軸足を置けば、運命をあざ笑うことができます。実のところ、もう笑うしかないところまで追いつめられてしまうのですが、ともかく笑ってしまうのです。するとすべては「気のせいだ」と気づけます。どん底病の治療法のひとつが、この「気のせいだ」と笑ってしまうことです。

五次元波動に軸足を置いていれば、最後の最後で天の使いである「あの人」が助けてくれます。五次元世界への道を切り開いていく、という重要な使命がある人たちは、宇宙も神さまも運命も放っておいてはくれません。かと言って、依存は禁物です。依存は、波動のエネルギーを下げてしまいます。自分軸をしっかりと持っていれば、三次元世界からの財の誘惑や脅迫に翻弄されて、三次元世界の軍門に降《くだ》ることもありません。

2018年以降、三次元世界は、財の不安を執拗《しつよう》にあおっています。宇宙や地球からの五次元覚醒を促《うなが》す高次元波動エネルギーが、いよいよ最大に達してきたので、何としても三次元世界に多くの魂たちを留《とど》めておきたい、という意図の表れです。五次元波動への目覚めは、三次元世界の財を手放し、財の腐敗した波動を浄化することから始まります。

一度すべての財を手放してみると、五次元波動の感謝と喜びに満ちた財がめぐってきます。

腐敗から浄化へ。支配から循環へ。

財のどん底病は、腐敗に穢《けが》された魂を浄化する瞑眩《めんげん》反応だとわかると、何をすべきなのか？　どこへ向かうべきなのか？　天意はどこにあるのか？　が見えてきます。
これらの気づきの中に、財のどん底病の妙薬が見つかります。

龍神カルテ①　私のどん底病

私は、1982年に医師となり、31歳で脳神経外科専門医に、32歳で東洋医学会専門医になり、38歳の時に大阪の門真《かどま》市で、よろず診療の医院を始めました。この36～48歳の頃が最も「お医者さま」らしいリッチな暮らしをしていました。私自身が三次元世界の我欲とエゴと煩悩を楽しんだ時期でした。

38歳で開業すると同時に、前世療法などの精神世界が、人生シナリオ（運命）で決まっていたかのように、日々の診療や生活の中に芽生え、育っていきました。今から思えば、何の抵抗もなく精神世界に入っていけたことにも天命を感じます。

2012年に父が突然死し、翌年、母も肝ガンで死去しました。さらにその翌年11月に門真の医院が原因不明の類焼で全壊しました。この頃から、私のどん底病が始まりました。

門真の医院は「よろず診療」がモットーでしたので、一般の診療はもちろんのこと、リハビリや心療内科、在宅診療の他に、光の前世療法やアーユルヴェーダ、鍼灸《しんきゅう》なども行っていました。

これが私の天職であり、大いなる流れだ、天意だ、と思っていましたので、不思議な縁で大阪・心斎橋で新規開業することになっても、これまで通りの診療をすればよい、と思っていました。

ところが、オープンしてみると閑古鳥の毎日ばかりです。おまけに運転資金の父母の遺産は「あれれ？？」で、一気に困窮のどん底へ落ちました。

この時、本棚から一冊の本が落ちてきました。それは『奇跡のリンゴ』の木村秋則さんの本でした。いつ買ったのか？ も覚えていませんでしたが、その日一日で読破してしまいました。

木村さんは、財のどん底病の大先輩です。税金滞納や差押え、複数のカードローンにもめげずに天命天職をまっとうされました。木村さんに「あなたのどん底など、まだまだ大丈夫！　自分の信じる道を進みなさい」と、エールをいただいた高揚感を覚えています。それからは、恥も外聞もなく何でもできるようになりました。「もう怖いものはなにもない」。それは以前の私では、絶対に考えられない大進化でした。

大いなる流れは、激流となって私を自然医学へと押し流していきました。次から次へと読むべき本がやってきて、私の生活も一変！　一日一食の玄米菜食生活や尿療法生活が始まりました。

大いなる流れは、破産&倒産のギリギリのところ、「もうダメです」と天に叫んだところで、いつも助けてくれました。

拙著『霊障医学』が出版できたのも、そんな大いなる流れのおかげです。『霊障医学』は、「このままだと年を越せないなぁ。せっかくここまで学んできた自然医学と、長年育てあげてきた光の前世療法を何かの形に残しておかなくては……」と、遺書のつもりで書き上げた本でした。

出版が決まっても、「出版日まで医院はもつかな?」と、不安と焦りの日々を送っていましたが、不思議と何とかギリギリのところで存続できました。この数ヶ月間が、私の「大丈夫！　何とかなるよ。気にしな〜い」の訓練期間だった、と思います。

『霊障医学』が世に出て、霊障病の患者さんたちが数珠つなぎに……そんな甘いことは、大いなる流れはしてくれません。相変わらずの金欠困窮生活のままでした。

『霊障医学』と大いなる流れは、「財」ではなく「愛」のどん底を解放してくれました。離婚して10年以上を経て、「今生はずっとひとり。魂の伴侶は今生はなしだな」の生活の中で、いつしか「愛」を封印してしまっていましたが、その「愛」が解放されて、とても不思議な縁で、気がつけば隣に五次元波動の愛妻さんがいました。

それは、私のすべての好みを知り尽くしている、神さまたちが１００％、私にピッタリの伴侶をスペシャルオーダーして創り出してくれた、と思える女性でした。

魂のルーツへと龍神覚醒術で時空間を超えて旅をしてきた愛妻さんによる

と、私とは双子だったそうです。私にも、宇宙中をアドベンチャーし続けている仲良し兄妹だった記憶は、おぼろげに残っています。とてもやんちゃな妹をいつも見守り助けてあげてきた私ですので、今生も同じ使命を担って、出会うべき時に出会ったのでした。

この愛妻さんは、病のどん底病で苦しんでいます。この本に書いた宇宙人病のいくつかは、愛妻さんが心身を挺《てい》して教えてくれた宇宙の智恵《ちえ》です。

愛妻さんの病のどん底病と私の財のどん底病は、強くリンクしています。時は今！　三次元世界が五次元世界へと変容しつつある「この世」ともリンクしているように思えます。

治る時は、同時にパッ！　と治るのも、どん底病の特徴かもしれません。『霊障医学』『黄泉医学』と出版させていただき、愛妻さんを娶《めと》って、「さぁここから良くなるぞ！」と期待しましたが、大いなる流れはますます激流となり、試練が続きました。

２０１９年に入って、金欠困窮はピークに達しました。このままだと、自然医学も波動量子医学も霊障医学も封印して、普通の勤務医に戻って借金返済しなければいけないところまで追いつめられました。実際に1月末に医師就職斡旋《あっせん》会社に登録して、2月にはいくつかの候補を決めたところまで行きました。

その運命の2月もあと2日で終わるという日に、大いなる流れが窮地を救ってくれました。そして、大阪・鴫野《しぎの》の地へと不思議な縁が導いてくださいました。

鴫野の医院は、夢に描いていた……でも、現実にはあり得ないと思っていた物件でした。

自宅から歩いて通えます。その道も、西田幾多郎《にしだきたろう》先生の「哲学の道」のような川縁の土の道です。道には四季折々の花が咲いています。私はこの道を「瞑想《めいそう》散歩道」と呼んでいます。

医院はマンションの1階にあり、とても広い庭があります。窓を開け放しておけば、涼しい風が吹き抜けてくれるのは、自然医学の医院にとってはありがたいことです。3月末に移転してきた時には、土筆《つくし》がいっぱい出迎えてくれました。その後、夏野菜や紫陽花《あじさい》の苗を植えつけて、ちょっとした土いじりを楽しんでいます。もちろん無肥料無農薬です。

医院を開設する際には、保健所の監査があります。民家を医院とする場合、その間取りが問題になります。この鴨野の物件は、その困難な間取り問題もクリアしてくれました。

鴨野の医院には、10畳ほどの診察室、フローリングの広い事務室、掘りごたつのある6畳の待合室、12畳のセミナー室、広い台所とお風呂があります。ここならニンジンジュースの断食セミナーや瞑想の会、講演会なども開催できます。

鴨野駅から徒歩5分で、道もわかりやすい一本道です。3月には、JRおおさか東線が開通して、新大阪駅から鴨野駅まで直通になりました。地下鉄にも鴨野駅があり、大阪市内からの便も良好です。

住宅地の中にあるので、心斎橋の時のような嫌な雑音騒音はありません。梢を渡る風の音が聞こえる空間です。光の前世療法や龍神覚醒術をするのにも最適な空間です。

ここで一日二人までのゆったりした診療をするのが夢でした。

夢が叶《かな》うのが五次元世界です。もちろん今でも「財」は青息吐息で、2月にいただいた天授の「財」も、不思議にピッタリとゼロになってしまいました。

今、こうやって書いている『龍神医学』も、私と愛妻さんのどん底病が書かせてくれています。この『龍神医学』が無事に皆さんにお読みいただけているとしたら、きっと近未来の私と愛妻さんのどん底病は、見事に平癒していることでしょう。

どん底病の救いの手は、最後の最後にやって来ます。

返済期日の前日だったこともありました。

待って待って、もうこれ以上は待てない、と諦めた翌日だったこともありました。

もう死にたい、もうここらでよいでしょう？ よくがんばってきたでしょう？ 楽にならせてください、と願った翌日に、気づきや救いがやって来ます。

この最後の最後まで……を繰り返していると、強くなれます。優しくなれます。自由になれます。大いなる流れが見えてきます。

三次元世界の我欲とエゴと煩悩が大きく多いほど、最後まで我慢できません。

大いなる流れの試練と救済は、そんな三次元波動を浄化してくれているのが実感できます。

大いなる流れに乗るコツは、すべてを委ねることです。依存や責任放棄ではありません。自由自在に委ねるのです。

それは自転車に乗るようなコツです。大いなる流れに乗るまでの補助輪が、どん底病です。

うまく大いなる流れに乗れてしまえば、もう補助輪は不要です。どん底病も消えてしまうでしょう。それが宇宙の理《ことわり》なのですから。

五次元世界には、いくつもの大いなる流れが風のように自由自在に流れています。

五次元世界の人たちは、鳥のように自由自在に、天使のように軽やかに、その大いなる風を楽しんでいます。

どん底病の中で、私たちは羽化登仙します。

どん底病は、羽化に必須なサナギの殻です。じっと我慢しながら、羽化の変容に耐えます。

変容は、大いなる流れに委ねるしかありません。必ず時が来ます。どん底病が終わります。

そんな羽化登仙のプロセスを歩んでいる私たち夫婦です。

愛のどん底病

どん底病が愛に発症すると、孤独に苦しみます。

孤独と自由は、コインの裏表の関係ですから、自由になるほど孤独になるのが三次元世界の常でした。自由を楽しめているのか、孤独に窮《きゅう》しているのかは、ポジティブ思考とネガティブ思考の陰陽でとらえられていました。三次元波動のままでも、自由な人はどこまでも自由に三次元世界を生きることができました。

五次元世界は、愛の世界です。

五次元波動になると、必ず五次元波動の愛の伴侶とめぐりあいます。

愛の伴侶と二人三脚で五次元世界を生きていくことで、ふたりの波動が相乗的に美しく高まっていくからです。

五次元波動の愛の伴侶は、三次元世界の魂の伴侶やソウルメイトとは一線を画した、宇宙規模の愛で結ばれた伴侶です。そんな愛の伴侶たちのほとんどは、宇宙人同士のカップルであることが特徴です。

愛の伴侶たちは、不思議な縁で出会います。互いの魂の波動が強く引きあって、まるで宇宙の歯車を、この時のためにギューーッと動かしたかのような出会いです。

はるか昔からずっと宇宙で一緒だった……夫婦のこともあれば、兄弟姉妹のことも、大親友や冒険仲間だったこともありました……そしていつも「また次も一緒だよ」と約束してきたことを思い出します。

愛のどん底病は、三次元波動から五次元波動にジャンプアップする時に発症します。

三次元世界の愛の暗黒面が、こころが膿《う》んだようにジワジワとしみ出してきます。

嫉妬や猜疑《さいぎ》心、不安や不信感、悲しみや後悔、怒りや憎しみ、自己卑下や依存心……こころの闇は波動を下げます。こころが凍りつくと、殺人的な攻撃心や自暴自棄に取り憑《つ》かれてしまいます。せっかく五次元波動に目覚めても、愛の暗黒面に落ちてしまうと、すぐに三次元世界の闇に飲み込まれてしまいます。

五次元波動に目覚めると、三次元波動の人たちとは付きあえなくなります。

仲良しだった友人が突然、怒り出して絶交された。長年の取引先から突然、出禁を言い渡された。仲の良かった妻や家族と急に反りが合わなくなって家庭内別居状態になってしまった。親子や兄弟姉妹の絶縁絶交の話もよくあります。

仲が良かった関係が突然崩れると、どん底な気持ちに突き落とされてしまいますが、五次元世界に軸足を置いて眺めると、それは三次元波動の愛の浄化だとわかります。

五次元世界へは、三次元世界の愛も人間関係も持ってはいけません。この人だけは五次元波動に気づかせてあげたい、この人だけはこれからも一緒に五次元世界で暮らしたい、と願っていろいろと奔走したとしても、相手に五次元世界への目覚めの意志がなければ、目覚めさせることはできません。

三次元世界も五次元世界も自分で目覚めることはできますが、人を目覚めさせることはできないのです。目覚めの本をプレゼントしたり、目覚めのセミナーへ招待することはできます。でも、三次元波動のままでよいんだ！　と魂が決めている人が、目覚めの本を読んだりセミナーに行くと、とても気持ちが悪くなったり、体調不良になったりしますから、無理強いは禁物です。

五次元世界の愛のカップルは「まぐ愛」が大好きです。スローセックスは常識中の常識です。スローセックスを知ってしまうと、射精の快感は、三次元波動の煩悩と支配と権威権力の誇示だったことに気づけます。

ハリボテの男性性と男性権威を脱ぎ捨てると、とても楽になれます。男はこうであらねば……男らしくとはこれだ……かっこよい男とは……という三次元世界の空虚で妄想的な男性像が消え去ると、とても自由になれます。

心身に余裕と笑顔が戻ってくると、女性が本当に求めているものが見えてきます。女性の心身の本音が聞こえてきます。ジャンクセックス一辺倒だったことを悔いたり、恥じたりする必要はありません。三次元世界とはそういう世界だったのですから。

三次元世界は、女性性を徹底的に抑圧否定してきました。女性は穢《けが》れだ、と宗教や教育を通じて常識化、正義化してきました。女性自身も含めて世界中の誰もが、それが当たり前だと疑いを持たない時代が長く続きました。女性性に目覚めた人たちは、魔女として三次元世界から徹底的に弾圧排除され続けてきました。女性は、男性の我欲とエゴと煩悩を満たすセックス商品扱いされ続けてきました。

2018年初頭、世界中の磐座《いわくら》の封印が解けて縄文開竅《かいきょう》しました。真の女性性が解放され、男女和合、クンダリーニ覚醒、宇宙意識や神意識との合一に誘《いざな》う「まぐ愛」の意識も開竅されました。

「まぐ愛」では、女性も、自らに染みこんだ三次元世界の常識を脱ぎ捨てなければいけません。ハリボテの女性性は、羞恥と軽蔑、依存と従属、若さと美への憧れと嫉妬と自己卑下、老いへの恐怖と無力な喪失感などで、何重にもがんじがらめにされています。そんな呪縛と羞恥に硬直したベールを一枚一枚優しくはがしていけるのは、スローセックスしかありません。

スローセックスの世界では、若返ることはあっても老化はありません。たとえインポテンツになっても、まったく気になりません。

射精の快感と権威を捨てた男性は無敵です。三次元世界の男性から見れば、射精を捨てることは、男性的などん底に思えます。それで何が楽しいの？　もう男も終わったね！　と蔑《さげす》まれますが、そんな三次元波動なお坊ちゃんたちは放っておきましょう。

五次元世界では毎夜、愛の伴侶さんとマッサージしあいます。それは全身のことも、背中だけのことも、腕だけ、髪だけのこともありますが、それでよいのです。愛の伴侶さんが心地よければよいのです。愛の伴侶さんが勃起してもしなくても、濡《ぬ》れても濡れなくても、まったく気になりません。身体をマッサージしているようで、実はこころと魂をマッサージしているからです。

中国房中術は仙道双修法で完成の域に達しましたが、この秘術も実のところは、掌《てのひら》を使った氣のマッサージと愛の言葉を使った言霊《ことだま》マッサージでした。五次元波動になれば、小周天や大周天、採陰補陽や採陽補陰などを考える必要はありません。ただ五次元宇宙の慈愛と感謝と喜びに心身を委ねて、手の動くがままにマッサージするだけで、至福のシャングリラに入れます。

感じても感じなくても、官能してもしなくても、エクスタシーさえ気にする必要はありません。ただ無邪気に手が動くままに肌に触れるだけで、宇宙の愛との和合は成就されているからです。

それは、ただ手を繋いで眠るだけでもよいのです。夜だけとは限りません。手を繋いで散歩するだけでも十分です。離れていても、想い想われるだけでもよいのです。

五次元世界は波動の世界です。愛も波動です。

愛の波動は、時間と距離を超越して伝わります。三次元世界では、愛の波動は、我欲とエゴと煩悩にひどく汚されていました。これではたとえ抱き合っていても、愛の波動は伝わりません。三次元世界に愛の病が蔓延《まんえん》していたのも、仕方ないことだったのです。

五次元世界の人たちには病はありません。老化も死の恐怖もありません。顔色が良く、肌は若々しく輝いていて、身体年齢がとても若い人が多いです。これこそがまぐ愛の恩恵です。

毎夜、宇宙の愛のエネルギーと繋がることで、心身の蘇生力が高まっていきます。三次元世界の皇帝たちが求めてやまなかった回春法を、五次元世界では誰もが当たり前に行っています。

愛のどん底病の治療法は、まず三次元世界の愛しか知らないこと、見えていないことに気づくことから始まります。

痴漢やレイプ、幼児性愛や盗撮、暴力と恥辱がはびこる三次元世界で、違和感なく暮らせている人は三次元波動です。もっと強烈に！　もっと気持ちよく！　もっと頻繁に！　最近のジャンクオナニーや風俗&ポルノ産業は、食品添加物や香毒などと同じように、急速に心身を蝕《むしば》んでいます。不妊症、不感症、勃起や射精の不能症、性交痛、セックス依存症……三次元世界の末路のひとつが見え隠れしています。

三次元波動の愛から卒業しよう！　と決心すると、さまざまな形で別離がやって来ますが、そこで孤独に負けてはいけません。孤独と自由は裏表ですから、自由を楽しみましょう。新しい趣味やお稽古事にチャレンジするのがお勧めです。ペットを飼うのもよいでしょう。自由なうちにスローセックスをマスターしておくと、五次元の愛の伴侶と出会っても、堂々と「まぐ愛」に臨めます。

如何《いか》に自由な時間を楽しむか？　孤独は三次元波動です。自由は五次元波動です。何もすることのない一日を「自由っていいなぁ」と楽しめるのが五次元人です。こころの底から自由を楽しんでいると、五次元の愛の伴侶との出会いがやって来ます。

すでに五次元世界を楽しんでいるカップルたちに会っておしゃべりをするだけでも、愛のどん底病は癒やされます。最初はカルチャーショックでたじろいだり、否定的な感情がわいてきたりするかもしれません。それはまだあなたが五次元波動人に慣れていないから、仕方ないことです。五次元人は、そんなことなどまったく気にしませんから大丈夫です。

「あぁ、これが五次元世界の愛なのか。ステキだな」と思えれば、あなたの愛のどん底病もすぐに完治を迎えるでしょう。

龍神カルテ②

愛がすべて

統合医療のお医者さんが、クリニックの業績悪化に悩まれて「光の前世療法」を受けられました。1年前に、ある有名な霊能者に「あなたには呪われた先祖の因縁が憑いている」と言われてからは、ますます診療に力が入らず、最近では抗うつ薬と睡眠薬を飲んでいるそうです。

華佗診で診たところ、精神科の薬の薬害で、たくさんの動物霊がまとわりついていましたが、それが根本原因ではないことはすぐにわかりました。

「今やるべきことがわかる過去生へ」

古代中国のとても騒々しい都大路に立っている中年男に降りました。小ぎれいな身なりで生成《きな》りの作務衣《さむえ》を着ています。今の母方の祖父の姿にとてもよく似ているな、と思いました。

家は城郭の内側にありました。それは粗末な家でした。家族は妻だけで子どもはいませんでしたが、近所の子どもたちが毎日遊びに来ている元気な家でした。

仕事は鍼灸按摩《あんま》をしていました。父はこの国の官吏をしていましたが、「お前は官吏には向いておらぬ」という父の命に従って、十数年の流浪の旅で身につけた鍼灸按摩を生業《なりわい》として故郷に帰り、亡き父の家を継いだのでした。

妻とは帰郷後にとても不思議な縁で結ばれました。結婚後、鍼灸按摩の腕前がどんどん上達すると共に治療の依頼が増えて、夫婦の暮らし向きも楽になっていきましたが、それは毎夜、妻に鍼灸按摩を施しながら腕を磨いていたからだ、ということに、夫は気づいていました。

彼の鍼灸按摩は、身体の芯から温まるので、女性たちに人気がありました。特に不妊症にはよいらしく、赤子を授かった礼品が毎日のように届きましたが、夫婦は遊びに来た子どもたちに礼品を分けて持ち帰らせるのが楽しみのようで、ずっと質素な暮らしのままでした。

彼の鍼灸按摩には、女性たちが口には出さない秘密の効能がありました。それは本物のエクスタシーの官能を味わえるようになる効能でした。

彼はこの技法を、流浪の最中に迷い込んだ桃源郷で会得しました。そこは観音さまの慈愛で満ちあふれた山里でした。誰もが観音さまの化身でした。彼は観音さまの里人たちに触れ、触れられながら、観音さまの慈愛の按摩を身につけたのでした。

彼の掌には観音さまが宿っていることを、妻は彼との初夜に感じ取りました。毎夜のエクスタシーが、どこまでも愛を深めていってくれました。官能と慈愛があれば、この世の贅沢《ぜいたく》は、すべて色褪《いろあ》せて見えました。小鳥たちのさえずりと子どもたちの笑い声があれば、もう十分でした。

「先生、わかりました！　私には愛がなかったのです！」

お医者さんは、そう叫びながら号泣されました。


後で伺ったところ、もう10年以上もセックスレスだったそうです。妻も自分も互いに求めないし、仲の良い夫婦だったので、別に気にしていなかったそうです。

「まさか今やるべきことが、妻とセックスすることだったなんて……」

もちろんこの先生にも、アダム徳永先生のスローセックスをお勧めしておきました。


「先生、青い龍が現れて、こちらをジッと見ています」

「大丈夫ですよ。その青い龍に尋ねましょう。あなたは私の何ですか？」

「お前の龍神だ、と聞こえてきます。いつもお前を見守ってきた、と言っています」

「私の龍神さん、私にさっきの過去生の続きを見せてください」

青い龍神の大きな口に飲み込まれたかと思った瞬間、過去生の彼は城主の御殿にいました。そこは大奥のような御殿で、彼は城主の奥方に鍼灸按摩をしている最中でした。

寝台に裸で横たわる奥方のまわりには、大勢の女官たちが控えていました。どの女官もウットリと彼の指先を見つめています。やがて奥方が甘美の声を漏らすようになると、女官たちの中からも性《さが》を寿《ことほ》ぐ吐息が漏れ出してきました。

「先生、青い龍が『何が見える？』と尋ねています。私には奥方を中心にして、女官たちすべてを包み込む柔らかくて穏やかで愛しい紅色のドーナツのような愛のエネルギーが見えます」

やがて奥方が打ち寄せるエクスタシーの大波の末に天地合一を果たしました。その余波は女官たちをもエクスタシーの極みへと押し上げて……性の歓喜の大海にたゆたう小舟に乗った彼に龍神は言いました。

「これがお前が求めていた答えだ。さぁ　どうする？」

「今の私なら、大変なことをしてしまった、城主に知られたら首を刎《は》ねられる、と恐れに駆られたでしょう。女性は信じられない、と心の奥で思っているからです。お喋《しゃべ》りだし、自慢したがりだし、嫉妬深いし……女官の誰かひとりでも密告すれば、私の首は刎ねられてしまいます。

それは今の私も同じです。妻もスタッフも良い人ばかりなので心から信じています。信じてはいるけれど、私の中の男性性が『女は信じられない』と呟《つぶや》いています」

「そのあなたの中の男性性にフォーカスしてみると、何が見えますか？」

「若い男が、村の青年団の仲間たちに遊郭に連れて行かれています。童貞なのでワクワクとはやる気持ちと恥ずかしさが入り交じっています。これは私の曽祖父の若い頃です。

『お気に入りの娘はいるかい？』と先輩たちに囃《はや》し立てられて、下を向いたまま指さした女郎と狭い布団部屋のようなところにいます。顔を上げると……薄暗い灯《あか》りに照らされた化粧のきつい中年の女郎のくったくない笑顔が見えました。

『この女だったら大丈夫だ』と安心しました。女郎の差し出す杯を干す度に、彼の男龍がいきり立ちます。女郎に男龍を握られた瞬間、彼の精は爆発して果てました。その後のことはよく覚えていませんが、遊郭からの帰り道、青年団の仲間たちから『よくやった。でかした!』と褒められたのがうれしかった初体験でした。

翌日、彼の武勇伝を知らぬ村人はいませんでした。あの女郎が青年団の仲間たちにすべてを面白おかしくしゃべっていたのでした。精を暴発して気を失ってしまったこと。それでも男龍だけはそそり立っていたこと。女郎がまたがって筆おろししてくれたこと。尻穴を奪われてようやく気がついたこと……。彼は女を恨みました。女に騙《だま》された自分を呪いました。この時、『女なんてどうせ……』の思いが彼の心の奥に根づきました」

「さぁ、どうする?」と青い龍神が言うと、鍼灸按摩をしていた彼の人生に戻りました。

家に帰っても、大奥での話を妻には言えませんでした。よほど不安と恐怖の顔色をしていたのでしょう。妻はしきりに心配して「何があったのですか？　おっしゃってくださいませ」と言ってくれますが、彼はどうしても心を開くことができませんでした。

数日後、御殿の奥方から再びのお召しをいただきましたが、それは憔悴《しょうすい》しきった彼には斬首の告げにしか聞こえませんでした。

「ここにいては危ない。ともかくここから逃げ出さなければ。妻も女だ……信用できない。俺ひとりで逃げだそう」

彼は引き留める妻の手を振り払って、東へ東へと逃げました。その後の彼の消息はわかりませんでした。最後の死の場面は、ひとり竹藪《たけやぶ》の中でのたれ死んだ姿が見えました。魂となった彼は気づきました。

「あんなに愛で満ちていたのに、すべてを失って死にました。愛のないところに観音さまはいません。愛で満たされていたから、仕事も家庭も円満でした。愛がすべてです。

女性は、愛を蓄え熟成してくれる愛の酒袋です。人生を喜びと感謝と幸せで彩ってくれます。疑えば酒袋に穴が開きます。私は女性を信じられないままに、穴をどんどん大きくしてしまいました。男だから女性がわからなかった。男にこだわったから、女性が見えていなかったのです。片目でしか見ていませんでした。男の目、女の目の両目で見ていれば、こんなことにはならなかったでしょう」

「これを見よ」と青い龍神が言いました。

それは大奥の御殿から家に帰ってきた場面でした。帰り道、彼は妻にすべてを打ち明けて、妻の気持ちを聞く決心をしていました。ちょうど家の前を団子売りの爺さんが歩いていたので、ヨモギ団子を妻への土産に買いました。呼び止めた爺さんは、曽祖父の顔をしていました。

爺さんはなぜだか「大丈夫、大丈夫」と笑っています。団子を妻と笑いながらほおばっている光景が見えた時、何かが大きく変わったような気がしました。

家で妻にすべてを話しました。自分の不安も女性への不信感も洗いざらいを話すと、何だかとてもスッキリして、本当に大丈夫しかない、と思いました。

妻も大丈夫だ、私とどこまでも一緒だ、と励ましてくれました。その夜、妻は最上の女性性の歓喜を見せてくれました。彼も人生最高の至福を感じました。

それからの彼は御殿へ召される度に、奥方だけでなく女官たちにも鍼灸按摩を施してはエクスタシーの極みへと誘いました。城主や男の官吏、武将たちに知られることは、彼が死ぬまでありませんでした。女性性が解放して菩《ぼ》薩《さつ》となった妻や女官たちに、男たちは皆、骨抜きにされていましたが、そのおかげで彼が生きている間は、無用な侵略や奪略の戦いはなくなってしまいました。

「この平和で安らかな世界が私の理想です。私の魂の声が聞こえます。『この世界を目指しなさい』と。

私は女性を愛したかったのです。愛とは信じることです。許すことです。あるがままに認めることです。わかっていたのに、心の奥では信じ切れていませんでした。愛せていなかったのです。今、気づきました。目が見えました。女性をちゃんと愛せれば、これからの世界はうまくいきます。

欲しいものを何でも買ってあげる。どこへでも連れて行ってあげる。気づかい、気配りを精一杯して、わがままをどんどん叶えてあげる……ではなかったのです。スタッフとその家族のお誕生日に花束をプレゼントしたり、パウダールームをリフォームすることではなかったのです。

まず自分の中の女性性を目覚めさせることから、愛は始まります。内なる女性性が目覚めれば、女性の集合意識に入れてもらえます。妻の女性意識とひとつになれば、妻と一心同体になれます。妻の気持ちとひとつになれます。スタッフたちとも同じです。内なる女性性の声を通じて、スタッフたちの気持ちとひとつになれます。何の迷いも心配もせずに、ただ感じるままに動くことができます。

私の青い龍神が言っています。『女性性の時代が始まった。女性性に目覚めなければ、未来へ進めない』と」

青い龍神が、女性性に目覚めた近未来を見せてくれました。

「妻もスタッフたちも、何より自分自身がとても元気で幸せそうに、今と同じクリニックで診療しています。喜びの愛のエネルギーがクリニックからあふれ出して、町中がニコニコと笑顔になって見えました。いつもの患者さんの話に耳を傾けながら、痛むところや辛《つら》いところを摩《さす》ってあげていました。診ている患者さんも待合の患者さんたちも、みんなとても幸せそうな笑顔なのがうれしくて……泣けてきます。

私のクリニックに通っていれば、苦しみも不安も恐怖も悲しみも味わうヒマなく、笑いあいながら、感謝しあいながら、愛しあいながら、ある朝、ポックリとあの世へ旅立って逝ける、と評判になっています。老後の心配がなくなりました、とご家族からも患者さんからも喜んでいただいています。

あっ、『観音クリニック』とあだ名されていますが、それがとてもうれしいです」

青い龍神が銀の龍神を連れて来ました。それは妻の龍神だとすぐにわかりました。

「妻を毎夜、按摩している私が見えます。あの過去生で会得した鍼灸按摩の術を銀の龍神が今の私に伝授してくれました。妻の銀龍に触れただけで、私の手は観音さまの手になりました。今は毎夜、こうやって妻を按摩しながら、観音さまの手をしっかりと自分のものにしている最中です。

妻が私の手の中で、最高の官能の美を見せてくれています。それは宇宙一の歓喜の波動です。ふたりの愛がどんどん深まっていきます。ついには銀河全体がふたりの中にあるような悦《よろこ》びに満たされています。

宇宙は愛だ、と実感しています。愛が生命だ、と知っています。

妻も私も陰陽の呪縛から解き放たれています……すべてはひとつです。愛がすべてです」

病のどん底病

宇宙には執着はありません。五次元宇宙人たちも執着を知りません。知らないことを知りたいと思うのは、宇宙人も地球人も同じです。

今、宇宙から「地球の三次元世界を体験してみたい！」と地球に向かう宇宙人たちが急増しています。宇宙人たちは、自らの五次元波動を三次元波動に落とすために、何かに執着して地球に降りてきます。

お金やステータス、権威、権力、名誉、独占、支配と隷属などは、宇宙にはないレアな執着だったので、宇宙人たちにとても人気があります。

三次元波動の愛に執着して、共依存、自己卑下、傍観や無視や独裁、ヒーローやピエロや良い子などの役柄のひとつを極めようと、固執してしまう宇宙人たちも増えています。

宇宙には病はありません。ですから宇宙人たちにとって、病を体験することは、とても魅力的で欠かせない体験です。

地球人、特に三次元波動の人間は、生老病死に執着します。心身は痛みと苦しみに弱く、どこまでも死を恐れます。この死の恐怖こそが、宇宙人たちの地球探訪の目玉商品です。三次元波動に落とし、人間の肉体に入ってはじめて味わえる未知なる感覚が死の恐怖です。死病を患うと、迫りくる死の恐怖を強烈に体験できます。ガンが急増しているひとつの要因がここにあります。

ガンの三大標準療法（手術・抗ガン剤・放射線治療）は論外ですが、食養生と生活養生をとことんまでがんばっても、病となった意味と病からの学びをしっかりと日々の生活と家族関係に取り込み反映させていても、ガンが一向に平癒しない方々がおられます。

いくらがんばっても死の恐怖が迫ってきます。その時、キューブラー・ロスの「死の受容」の5段階プロセスを体験できます。宇宙人たちには、この死の受容は、とても理解しにくい未知なるプロセスです。ですから、じっくりと死の恐怖を味わいながら、死の受容を理解していこうと、死病の進行を想念でコントロールします。

食養生や生活養生が主体の自然医学でガンが治る、病の意味に気づくことが大切であることを、三次元世界の人たちに身体を張って教えようと、ガンになる宇宙人たちもいます。ガンの三大標準治療の無意味さを、三次元世界に見せつけたくて、ガンになる宇宙人たちもいます。

ガンになった人たちの中で、暴飲暴食や過度のストレス、喫煙、食毒や薬毒や香毒などが明らかにガンの原因である人たちは、典型的な三次元波動の地球人ですが、自然医学的な食養生や生活養生に特に問題はないのに、ガンを患っている患者さんたちには、宇宙人の波動ＤＮＡが色濃く入った、宇宙人と地球人のハイブリッド型の人間が多く見受けられます。

宇宙人が人間の着ぐるみを着ただけのほぼ１００％宇宙人は、いくらがんばって波動を三次元レベルにまで下げても、ガンにはなれません。

このような「ほぼ宇宙人」な人は、ガンではなく、地球人には理解不能な奇病を患うことで病を体験します。奇病を患った本人は、自分が宇宙人であることを忘れているので、ある意味、ガン以上に奇病に悩み苦しみます。

三次元世界は今、精神医学が隆盛を極めており、難病奇病や幽幻病、霊障病のほとんどが向精神病薬漬けにされてしまいます。

「ほぼ宇宙人」な人たちは、奇病が出現しても、なぜか不思議な出来事や奇跡的なご縁が繋がって、精神医学と向精神病薬漬けからしっかりと守られています。

病になると誰もが「元気になりたい」と願います。死病を患うと「生きたい！」と叫びます。患者さんも家族も親友も一緒になってがんばってくれます。そこに人間関係の愛が生まれます。

病を患ったからこそ、気づき得られた愛は、五次元波動の愛です。生きる喜びでいっぱいです。支えてくれる人たちへの感謝があふれます。梢を揺らす風に宇宙の幸せを感じます。ミハイ・チクセントミハイが提唱した「フロー体験」を得やすいのが、この病のどん底病です。

宇宙人たちにとって「フロー体験」は、日常茶飯事の普通のことです。三次元世界の人間になって病を患ってみると、宇宙では当たり前だった「フロー状態」の起源を実体験できます。宇宙の起源のビッグバンを実体験できるとしたら、天文学者たちは狂喜乱舞するでしょう?　それと同じくらい衝撃的な体験が、病のどん底なのです。

病からどん底病が始まると、まず財を失って財のどん底病を併発します。病のどん底をさまよう中で、人間関係は排毒、浄化されていき、気がつけば真の愛の関係だけが残っています。病のどん底病に、愛のどん底病は併発しません。愛の人間関係が残れば、生きがいのどん底病になることもありません。

こうやって病のどん底病は、愛が救ってくれます。

財からどん底病が始まると、三次元的な愛の人間関係が崩壊して、愛のどん底病を併発します。

財を失うと、多くの人たちが、生きがいのどん底病も併発します。

生きがいと愛のどん底病は、病のどん底病の原因となります。

財と愛と生きがいを失うと、三次元波動の人たちは、自死か認知症になります。

愛からどん底病が始まると、孤独と失望に陥ります。財があるうちは、財で愛を得ようと七転八倒します。ジャンクセックスの泥沼にはまってしまう人も多くいます。

愛のために財があり、財のために愛がある三次元生活を楽しんでいる限り、生きがいのどん底病になることもありません。

元々、三次元波動の我欲とエゴと煩悩の世界では、真の愛が芽生えることはあっても、花咲くことはありませんでした。三次元世界の住人は誰もが愛のどん底病だ、と言っても差し支えないでしょう。そこに財のどん底病や病のどん底病が加わってはじめて、私の生きがいとは？　の禅問答が始まります。

財と愛と病のどん底病でも、生きがいがあれば救われます。天命や天職があれば、生きがいのどん底病にはなりません。生きがいがあれば、病のどん底病もいずれクリアできます。生きがいが強いほど、自分軸も自信も強くなります。生きがいが病を治すのではなく、病が病ではなくなるのです。

ミレニアムから盛んになった「生きがいの創造」運動は、財と愛と病のどん底病を、生きがいで浄化、覚醒させて、心身魂を五次元化しようとした一大ウェーブでした。20年近くを経て、今その果実が実ろうとしていることを実感できます。

どん底病の宇宙人

宇宙人たちが、三次元波動の地球人として暮らしていく中では、どうしても心身に無理が生じます。２０１０年以降、特にここ5、6年は、それまで快適な地球生活を楽しんでいた宇宙人たちに、奇病の発病が頻発しています。

２０１８年秋に地球が五次元化してからは、奇病が一気に増加しています。地球の時空と磁場のグリッドの五次元化と地球意識体の五次元波動化に、うまく対応できていないのです。

めまいや動揺感、慢性疲労や急な脱力発作、手足のしびれや引きつり、食欲不振や便秘、貧血様症状や冷え症などの、どこにでもあるような症状が多いのですが、頭頂や胸から生気が抜けてしまうような感覚や、重力がドーンと被《かぶ》さってくるような感覚、地面から突き上げられたり何か異質のエネルギーが入ってくるような感覚、洗濯機や電子レンジの近くや地下鉄路線の上の道に立つと「地軸が大きく歪《ゆが》んだような」揺らぎに悩む人たちも増えています。幻聴、幻視、幻覚、デジャブなどの五次元的感覚に翻弄される人も多くなっています。

このような宇宙人病とも呼べる奇病になると、三次元世界の既存の医療では手の施しようがありません。対症療法の薬剤を服用しても、副作用が目立つばかりでまったく効果がありません。

既存の医療では、原因がまったくわからなくても、取りあえず薬を出すことに何らためらいがありません。三次元波動の地球人は、疑いも持たずに処方された薬を服用しますが、宇宙人の波動ＤＮＡが濃厚なハイブリッド型の人は、薬の匂いや副作用で飲まなかったり、不思議な出来事が服用の邪魔をして飲めなかったりするケースが数多く見受けられます。

宇宙には薬はありません。だからと言って、飲んでみよう！　と思う宇宙人は、さすがにいません。

宇宙は愛です。宇宙人病にも、愛が深く関わっています。

五次元宇宙の愛を再認識して、愛を育《はぐく》み育てるプロセスを楽しむために、今、多くの宇宙人たちがどん底病を体験しています。

どん底病の特効薬は、愛です。

地球で暮らす宇宙人たちは、必ず五次元波動の愛を持って来ています。

愛は万病平癒の妙薬であり、生きがいの創造主であり、感謝と喜びと幸せの源泉であることを再認識するために、「今この時」の地球人に化けています。

私の奇病は宇宙人病だったんだ。

このどん底病も愛で治るんだ。

その愛の妙薬も、すでに私の中にあるんだ。

華佗診で、これは宇宙人のどん底病だ、と見抜いてあげるだけで、パッと衞氣（オーラ）の輝きが蘇《よみがえ》ります。

どん底病の特効薬は愛ですよ、あなたはその妙薬を持っていますよ、と思い出させてあげると、どん底病は快方へ向かい始めます。

生きがいのお話をするだけで、ご自分の本当の生きがいに気づかれて、宇宙との繋がりが回復します。

今、地球で暮らす宇宙人たちも一斉に目覚めの時を迎えました。どん底という三次元の殻を破って、五次元世界へ飛びだそうとしています。

龍神医学は、そんな宇宙人たちに覚醒をもたらす宇宙医学なのです。

生きがいのどん底病

宇宙人は、絶望や失望を知りません。ワクワク&ドキドキを楽しんでいるか、慈愛にとろけながら癒やされているか、の日々しかありません。五次元世界では、「生きがい」とは空気のようなもので、常に在って当たり前のものです。

三次元世界に波動を落として降りることは、海に潜るようなものです。三次元世界の海中には空気はありません。五次元波動人は、素潜りのように息を止めて海に潜るか、酸素ボンベを担いで行かなければ海に潜れません。三次元世界でずっと息を止めていたり、少しずつボンベから空気を吸っていただけだったからこそ、五次元世界に戻ってきて思いっきり空気を吸えば、「生きがい」という空気の価値を再認識できます。そこから、五次元世界らしい新たな生きがいを創造していくポテンシャルが生まれてきます。

三次元世界の人間は「生きがい」を求めていました。その生きがいを見失ってしまった、生きがいが崩れ去ってしまった、生きがいだと信じていたものが自分の本当の生きがいとは違っていた……生きがいは生きる意欲に直結しています。生きる意欲がなくなると、人生は色褪せてどん底をさまよいます。そんな「生きがいの喪失」病が今、三次元世界で大流行し始めています。

生きがいの喪失病は、心身魂にさまざまな不定愁訴をもたらしますが、特に精神面でうつ病と同じ症状をもたらします。

生きがいの喪失病は、心身と魂が乖離《かいり》していることが特徴です。魂の切なる救済の叫び声が聞こえれば、生きがいの喪失病と診断できます。

　魂の叫び声は、まず精神面の不調をもたらします。うつ気分や不眠、漠然とした不安や恐怖症、時には幻覚幻聴や妄想が現れることもあります。それらの精神症状を向精神病薬の服用や過食過飲、ジャンクセックスやジャンクオナニー、ＳＮＳのいいね依存やネトウヨ三昧で代償していると、生活習慣病や難病奇病、ガンなどの身体病に行き着きます。

　生きがいの喪失病は、霊障病を併発しやすいことも特徴のひとつです。生きがいを喪失すると、魂の波動が下がります。最近は魂がもぬけの殻になっている人たちも急増しています。そこを三次元世界の底辺をさまよう霊障たちが見逃すはずはありません。動物霊たちと共にどんどん霊障してきます。

　三次元の我欲とエゴと煩悩をしっかり持って、生き生きと三次元世界を楽しんでいる人たちには、霊障病は起きません。三次元波動のまま目覚めない！　と決めた人生では、我欲とエゴと煩悩が生きがいになってくれますから、生きがいの喪失病は起きないのです。

　生きがいの喪失病は、三次元波動から五次元波動へとジャンプアップする時に発病します。

財や愛や病のどん底病が先に発病していると、この生きがいの喪失病は軽症で済みます。財や愛や病のどん底の出口にたどり着いた人たちは、すでに「自分の生きがいとは何か?」の答えを握りしめているからです。それぞれのどん底をもがき苦しみながら、何とか這《は》い出してきて、気がついたら手に「生きがい」を握りしめているのです。そんなどん底の泥沼で磨きあげてきた生きがいは、まぎれもなく五次元波動です。手の中にある「生きがい」に気づいた時、そこには五次元世界の入口が見事に照らし出されます。

三次元世界では、物欲や金欲に生きがいを見いだそうとする人もいます。支配や権力がもたらす快感に生きがいを感じる人もいます。共依存や奉仕や束縛にマゾヒズムな生きがいを求める人もいます。キラキラしたスピリチュアルや自己啓発、終末思想や陰謀論に生きがいを見いだす人もいます。

この世に生まれてきた意味、今生の目的や天命、天職とソウルメイトに気づけば、生きがいを得られると錯覚することが、三次元世界での解脱と覚醒でした。

ミレニアムを過ぎて、三次元波動がどんどん強まっています。特に2018年以降は、五次元波動の高まりに呼応するかのように、三次元波動も最大最強に亢進《こうしん》しています。三次元波動の強まりは、三次元世界での想念の現実化を容易にします。不安と恐怖、できないと思う想念や常識、人の評価や自己卑下なんか、すべて宇宙に投げ捨てよう！　で理想的な三次元マイワールドを引き寄せて楽しめます。

この「生きがいの錯覚」は、三次元地球の歴史の中でも、２０１９年からの数年間が最高の旬を迎えます。宇宙人全体の中ではあまり人気のない「生きがいの錯覚」ですが、宇宙を満たす慈愛のエネルギーをまだ上手に楽しめない若い宇宙人たちには人気があります。神や預言者やヒーローとなって絶大な力と賞賛を得る人生を体験するには、今がベストの時だからです。

この「生きがいの錯覚」はラビリンスです。この三次元の迷宮にはまってしまった宇宙人は、なかなか五次元宇宙には帰ってきません。同じ人生を何度も輪廻しながら、錯覚ラビリンスを楽しんでいる若い宇宙人たちを、故郷の星から「困ったものですね～」と見守っている親のような宇宙人の微笑《ほほえ》みも、宇宙の美しさと愛らしさのひとつの花です。

「どん底病？　そんなものを患わなくても、私も仲間もすでに五次元世界を楽しんでいますよ。ほら！　こんなに平和で喜びと感謝でいっぱいだし、みんな幸せですからね」という方々もおられます。それはそれで「良いですね。良かったですね」です。

三次元世界には、五次元ワールドがあります。それは疑似的な五次元世界です。三次元世界の人たちの夢と希望のワンダーランドには、妖精さんも天使さんも神々さんもおられます。宇宙人さんや地底人さんも人間と一緒に暮らしています。宇宙旅行も次元旅行も可能です。

それだったら五次元世界と同じでしょう？

残念ながら、三次元波動で創造したワンダーランドなので、三次元波動の人たちがワンダーランドの中で暮らすには、超リアルで何の疑いも抱かずに疑似五次元世界を楽しめますが、五次元世界から見ると、それはディズニーランドのように夢の国でしかないのです。

五次元波動人たちも、波動を三次元に落として、夢のワンダーランドを楽しみに行くことはあります。特にこの２０１９年前後の三次元から五次元への波動大ジャンプアップは、宇宙的にも大イベントですので、多くの五次元波動人が三次元世界へ降りて来ています。

それはディズニーランドのクリスマスイブのプレミアムイベントに寒い中、ワクワクと楽しそうに集まった人たちのようです。大雪が降れば、ますますハイテンションに盛り上がります。

夢のワンダーランドには、どん底はありません。ただ楽しければ満足です。我欲とエゴと煩悩も楽しめば、幸せと満足の花が咲きます。それでよいのです。だから夢のワンダーランドなのです。

五次元世界とは、こんな世界なんだ……夢の世界は、想念を現実化してくれます。いつしかそれが夢の世界だということを忘れてしまいます。そして再び三次元の輪廻転生の渦に沈んでいきます。三次元の夢は輪廻転生から滴《したた》る蜜です。


昔者荘周夢爲胡蝶。栩栩然胡蝶也。

自喩適志與。不知周也。俄然覺、則蘧蘧然周也。

不知、周之夢爲胡蝶與、胡蝶之夢爲周與。

周與胡蝶、則必有分矣。此之謂物化。

どん底病は、とても軽い症状かもしれません。蚊に刺されたかゆみ程度かも、つまずいて膝をすりむいた程度かも、軽い下痢やクシャミ程度かもしれません。

そこで「これは五次元化するためのどん底病だな」と気づきさえすれば、ちゃんと五次元世界へ入れます。

夢ではなく本物の五次元世界でご一緒しましょう。

闇のどん底病

どん底に落ちると、「なぜ？　私の何が悪かったの？」と原因追及し続ける方がおられます。それも際限なく、徹底的に……そして、最後に行き着くところは、「内なる闇」です。

そこは、闇のブラックホールです。一粒の光もありません。ただ静かに、無限の闇が広がっているだけです。

闇にとって、光は脅威です。一粒の光が恐怖とパニックの引き金になります。闇は光に飲み込まれてしまうからです。

光を知らない闇は、とても安らいでいます。ゆっくりと内へ内へと縮退していくのが、闇の幸せです。

三次元世界は、光と闇の世界でした。闇が圧倒的優位にあった、闇が百花繚乱《ひゃっかりょうらん》した世界でしたが、いつもどこかに一粒の光がありました。

ミレニアムに入って、そんな光の粒たちが一斉に発芽、成長し始めました。そして、あっと言う間に、世界中に大きな光の花を咲かせてしまいました。

それは闇にとっては一大恐怖でした。光が容赦なく襲いかかってきて、闇を食い尽くしていきました。

２０１９年、闇は最後の大反攻を試みましたが、宇宙からの五次元波動の威力は凄《すさ》まじくて、闇は三次元世界に立て籠《こ》もってしまいました。

光の恐怖を知ってしまった闇にとって、「内なる闇」は、最も癒やされ安心できる安全な場所です。敗残兵が命からがら最後の砦《とりで》に逃げ込むように、三次元世界の人々の「内なる闇」の中に、多くの闇たちが逃げ込んできました。

どん底病でもがき苦しみながらも、何とか五次元世界へ向かっていた人たちの「内なる闇」にも、多くの闇たちが逃げ込んできています。

「内なる闇」に逃げ込んだ闇たちは、故郷の暗黒の闇の世界へと帰るために、「内なる闇」のパワーを増強しようとします。「内なる闇」は、宿主である人間の心身の弱点を熟知しているので、そこを上手に突いてきます。

それがどん底病の人たちに聞こえる「なぜ？　私の何が悪かったの？」という自問自答の声の正体です。

この自問自答には、正解はありません。問えば問うほど、自己否定と自己卑下が膨らみます。

すべてのインナーチャイルドを癒やしても、すべての「もうひとりの私」を解放しても、すべての過去生、平行次元、未来生の私を浄化して光の世界へと送り届けても、いくら龍神たちを覚醒させても、「内なる闇」に囚《とら》われている「内なる私」たちは、下を向いてうずくまったままです。そして、どん底病の底なし沼の地獄の中を徘徊《はいかい》し続けてしまいます。

闇に囚われた内なる自分を救う手立てを求めて、神仏の世界、宇宙人や地底人の世界、宇宙の聖地、空と無の世界、ゼロポイントにまで足を延ばしても、特効薬は得られませんでした。どの神仏も高次意識体も、治療法を知りませんでした。

「これだ！　やっとこのどん底病の原因にたどり着いた！」と安堵《あんど》できると、しばらくの間は嘘のように、どん底病は軽快します。やっと治った！　と思えます。

しかし、数日〜数週間後には、どん底病は再発しています。そして、再びどん底病の原因を探す旅が始まります。

「なぜ？　私の何が悪かったの？」の輪廻地獄です。


内なる闇は、五次元世界の人たちにも内在しています。三次元世界の人たちほど色濃く大きくはありませんし、五次元世界の人たちは、内なる闇が内在していることを容認し、闇の好きなように自由にさせているので、よほど意識を向けない限り、ほとんど気にはなりません。

内なる闇に自由を与えることは、自らの闇を解放することになります。

闇は本来、縮退していく性質を帯びていますので、自由にして解放すれば、勝手に小さくなってしまい、やがては見えなくなってしまいます。

「なぜ？　私の何が悪かったの？」の原因追及は、闇を束縛呪縛してしまいます。いつまで経っても、内なる闇はブラックホールのままです。

内なる闇が束縛呪縛を解いて縮退しようと暴れると、どん底病は更に悪化したり、別の症状を現したりしてきます。内なる自分たちは、荒ぶる内なる闇が怖くて、ただ下を向いているだけです。神仏や高次意識体たちが救いの手をさしのべても、「なぜ？私の何が悪いの？」と泣くだけで、内なる闇から出てこようとはしません。

愛も怖い、幸も怖い、豊も怖い、快楽も怖い、希望も生きがいも怖くなります。

万事休す……です。

内なる闇を解放すれば、闇のどん底病から抜け出せます。

内なる闇を束縛呪縛している原因追及を手放して自由を与えれば、気にならなくなってしまえます。

五次元世界の合言葉「気にしな～い」になるのです。

内なる闇も自分なのだから、と吹っ切ってしまうと、自己否定も自己卑下も消えてしまいます。うつむいていた内なる自分たちが顔を上げて微笑んでくれます。

五次元世界の人たちにも、内なる闇はあります。我欲とエゴと煩悩の闇も持っています。

三次元世界の人たちとの違いは、気にしていないことです。内なる闇に罪悪感を抱いていないことです。動物の進化の過程で、エラがあったり、水かきがあったり、シッポがあったりした痕跡を持っているようなものです。五次元世界では、おへそがあろうがなかろうが、どうでもよいことなのです。

内なる闇に囚われている限り、五次元世界には入れません。

闇のどん底病で右往左往している人たちは、4・9次元人です。

五次元世界の一歩手前で四苦八苦しながら、最後の浄化と解放の試練に挑んでいるチャレンジャーです。

0・1の幅の千尋の谷に立って、「ここまで来たのになぜ？　私の何が悪かったの？」をやっているのです。

谷は確かに底なしの千尋の谷です。でも、谷幅は0・1です。三次元から五次元への試練で、すでに1・9次元もクリアしてきた強者《つわもの》なのに、最後の最後で怖《お》じ気《け》づいてしまっています。

０・１次元はヒョイと飛び越せる幅です。五次元世界の人たちは、四次元や三次元世界に遊びに行く際には、軽くヒョイヒョイと飛び越えています。誰も足を取られたり、落ちたりしない谷なので気にしません。

「気にしな～い」と顔を上げて、力まず笑って飛び越せばよいだけです。

こんなに簡単なことなので、どの神仏も高次意識体たちも、「治療法？？？」になってしまったのです。

「なぜ？　私の何が悪かったの？」と気にしている限り永遠に、闇のどん底から抜け出せません。

「気にしな～い」と飛び越せば、五次元世界にいます。

内なる自分たちがみんな、下を向いてうずくまり、虚《うつ》ろな目で見ているものは、最後の０・１次元の谷底の闇です。内なる闇のブラックホールに飲み込まれてしまう前に、「気にしな～い」と飛び越えてしまいましょう。

「でも……」　気にしな～い。

「だって……」　気にしな～い。

「そんなこと言ったって……」　気にしな〜い。

「本当に？？……」　気にしな〜い。

「そうかなぁ？？……」　気にしな〜い。

何をそんなに気にしちゃうのでしょうね？

なるようになるのが五次元世界です。

宇宙はなるように動いてくれます。

「気にしな〜い」のが、最幸最善などん底病の試練の解放法なのです。


どん底病を平癒する「気にしな〜い」を発動するには、ちょっとしたコツがあります。

まず、自信の裏打ちが必要です。

五次元世界では、誰もが「私は私」の境地にいます。そこには、私の道を歩んでいる、という自信があります。

大いなる流れに乗っている自信も大切です。運命に流されるのではありません。宇宙や天命という大いなる流れに乗っている自信があるからこそ、すべてを委ねることができるのです。

自信に根拠は要りません。「今この時、この私」を生きていれば、自信は自《おの》ずと備わっています。

次に、自由であることが必要です。執着を手放せば、自由になれます。

三次元世界は、執着の世界でした。モノへの執着、ヒトへの執着、支配への執着、生への執着……執着が生老病死、愛別離苦の世界を生み出しました。

自由と孤独は、裏表です。執着があるほど、孤独になります。執着を捨てれば、自由になれます。

「今この時、この私」を生きるためには、今生への執着をも手放さなければいけません。

これは、三次元世界の宗教でも説かれてきた真理ですが、その手法は、難行苦行や出家など、なかなかに厳しいものばかりでした。

すべての過去生・未来生・平行次元が「今この時」に収束している2018~2020年は、この今生への執着を手放す一大好機です。

今生を過去生でも、未来生でも、平行次元でもない、神意識や宇宙意識の目で俯瞰《ふかん》することが簡単にできます。今生の「もうひとりの私」たちが、組み体操の土台となって、「今ここ」の私を押し上げて、今生の「今この時」を客観的に見せてくれます。見えてきた「今この時」の私が自由ならば、もう何の問題も支障もありません。

もしどこかに執着があれば、その執着に気づき、手放してしまうだけでよいのです。

光の前世療法や龍神覚醒術を用いれば、自信と自由を得る近道を歩めますが、どん底病をくぐり抜けてきた方々なら、もうすぐにでも「気にしな〜い」を使いこなすことができるはずです。

万病平癒の呪文「気にしな〜い」は、自信に満ちた自由な人なら簡単に使いこなせますよ。

第二章　次元病

解脱せずに覚醒した人は、次元病に悩まされることがあります。
次元波動に心身魂がうまく適応できずに生じるのが次元病です。

龍神カルテ③

もうひとりの私たち

ある大企業の社長令嬢さんが、1年前から突然、誰かわからない男に憑依される発作が現れ、次第に頻度も霊障症状も悪化してきたため初診されました。すでに大学病院や有名専門医療機関、欧米の専門研究機関などを多数受診されていますが、原因も治療法もわからないままでした。

父母はもちろん、どちらの家系にも、霊障に関わりそうな先祖はいませんでした。この令嬢さんは長女で、有名女子大を卒業後は、父の関連会社で秘書をしていました。下によくできた弟が2人いるので、会社の跡取りとなるストレスもなく、これまで「自由奔放に」（母親の弁）暮らしていました。父母兄弟共に、スピリチュアルな精神世界にはまったく興味がありませんでしたが、「藁《わら》をも摑《つか》む」（父親の弁）思いでの受診です（症例報告の記載は快諾してくださいました）。

最初の憑依発作は、ある自己啓発セミナーに友人に誘われて参加した夜に起こりました。そのセミナーは、「あまり面白くなかった」（本人の弁）のですが、講師の目の力が異様に強烈で、「心まで魅入られてしまいそう」でした。

セミナー後に友人と予約していた流行りのレストランでのディナー中に、後ろの席からしゃがれた老人の声が話しかけてきました。最初は「いやだな」と思いながら無視して友人とおしゃべりしていましたが、いつまで経っても老人の話しかけは止《や》みません。チラッチラッと後ろを見ても誰も見えませんが、老人の話しかけは続きました。

「私の後ろにはどんな人が見える？」と友人に小声で尋ねると、「誰もいないわよ」と言われて……思わず振り返ると、インディアンのような髪と肌と服装をした老人が、1mほどのところに立って、自分をジッと見つめながら話しかけてくるのが見えました。

「え！　あなたは誰なの？」と思わず叫ぶと、友人に「何を言ってるの？　どうかしたの？　誰もいないわよ。あ～幽霊が見えるようになったんだ」とからかわれました。

心臓がドキドキして過呼吸発作のように手先が少ししびれてきたので、友人に頼んで一緒にタクシーに乗って自宅まで送ってもらいました。レストランを出てからは、あの老人は追いかけては来ませんでした。

「きっと疲れたんだろうな」と思い、軽くシャワーを浴びて、少しワインを飲んで寝ました。

その夜の夢の中に、あのインディアンの老人が現れました。とてもはっきりとした姿で、なぜか日本語で話しかけてきます。意識はとてもはっきりとしていましたが、身体は金縛りになって動きませんでした。助けを呼ぶ声も出ませんでした。

その夜は、「お前を選んだ。お前に伝える。皆に伝えよ」だけがわかりました。老人の背後には、真っ暗な中に青白く光る球体が、ひとつだけ見えているのがとても印象的でした。

その夜の出来事は、家族の誰にも話しませんでした。翌日はいつも通りに仕事ができましたし、体調はいつもより快適なぐらいでした。

次に老人が現れたのは、3週間後の夜の夢の中でした。同じ老人が前より も明瞭に話をしてきました。それは、地球環境や社会環境の問題と父の企業 との関わりについての提言のような内容の話でした。

2回目、3回目、4回目……回を重ねる毎《ごと》に、老人は大火事や大洪水や巨 大な台風のビジョンを「これを見よ！」と見せつけてくるようになりました。 老人が現れる頻度も週1回になり、初診時にはほぼ毎日、現れるようになっ ていました。

4ヶ月ほど前からは、ついに老人に憑依されて、家族、特に父が居る前で いきなり老人の口調で話し始めてしまいました。老人の口調で話している間 は、自分自身の意識は、身体を離れて宙に浮かびながら、老人と家族の様子 を啞然《あぜん》としながら眺めているだけでした。

老人の話に家族が耳を貸すわけがありません。すぐに大学病院へ入院させ られて、考えられるすべての精密検査を受けましたが、どこにも異常を見い だせませんでした。

「実は我が社の次世代の大きなプロジェクトに深く関わる提言だ、というこ

とはわかったのですが、そんな大事なことに、娘の幻覚妄想のような話を入れるわけにはいかなかったのです」（父親の弁）

このひと月は毎日、老人が憑依して家族の前に立ち、「もう時間がない。早くしてくれ」と懇願するように叫んでいました。

それとはなしにプロジェクトチームに進捗状況を尋ねると、やはりここ数ヶ月間、それまでとても順調に進行していたプロジェクトが頓挫してしまっている、と報告を受けました。頓挫の原因はわかりませんでしたが、「急に風向きが変わって大嵐に巻き込まれたような」（プロジェクトリーダーの弁）状況が続いていました。

「ワシが止めておる。大地も空も海も森も全力で止めている。この星が止めておる。わからぬか！」と娘に憑依した老人は叫んでいたそうです。

ヨーロッパのある国で有名なエクソシストに悪魔祓いをしてもらいましたが、効果はありませんでした。南アジアのある国でも盛大な悪魔祓いの儀式を行いましたがダメでした。中東、北欧、南米、アフリカ……評判の高い除霊師や霊能者などにも見せましたが、効果はありませんでした。欧米の退行催眠療法師たちにもセラピーをしてもらいましたが、老人の力が強すぎるのか、効果はありませんでした。

初診の華佗診《かだしん》では、動物霊や生き霊、邪氣を放つ霊障などの存在は感じられませんでした。心身魂を護る衞氣は、普通の人よりも数倍も強力で大きいことに驚かされました。

すでに第三の目は大きく開かれており、そこから大きなキャベツ状の五次元波動エネルギー体が広がっていました。

アーユルヴェーダの脈診では、ピッタの熱性がとても高く、内面に怒りを持っていましたが、憎悪はありませんでした。脈の深層には、哀れみと悲しみが静かに流れているのを感じました。チベット尿診でも、ティーパ優勢の男性戦士のような波動の尿で、尿占では天衆《てんしゅ》（自分が信仰する神や守護神）だけに濃厚なティーパが集まっているように見えました。身体は食毒や生活毒、環境毒にひどく汚されており、特に腸と鼻と股関節にドロドロとした毒が溜まっていました。

脳氣功で診ると、左右の大脳はすでにひとつに合一されており、松果体と脳幹、脳基底部も見事にクリスタル化され一体化していました。

下丹田《げたんでん》はひどく冷えていましたが、中脈・クンダリーニの流れは保たれており、その流れの中に龍神が3匹見えました。元々この令嬢に宿っていた深緑の龍神と天空の神々から緊急時に遣わされる漆黒の大きな龍神と、憑依している老人に付き従う深紅の大きな龍神です。

深紅の龍神に意識を集中すると、憑依している老人がイメージの中に現れました。彼はインディアンのシャーマンで、ホピ族だと名乗りました。「この娘の父親にメッセージを伝えるために、この娘の身体を借りている。この娘に危害は加えない。この娘を介して、大地と空と精霊の声を父親に伝えなければならない。その手助けをしてくれ」と言われたので、翌日の朝から「光の前世療法」を行う約束をすると、シャーマンは赤龍の中に消えてしまいました。その夜は、数ヶ月ぶりに老人は現れず、夢も見ないほどぐっすりと熟睡できました。

光の前世療法「この病が治るための過去生へ」

降り立ったのは、草木も生えない荒涼たる砂漠でした。裸足《はだし》で、破れ汚れた麻布を身体にまとってトボトボと歩く女性でした。

長くちぢれた黒髪を後ろでひとつに束ねて、左肩からバッグのようなものをさげていました。肌はひどく日焼けした赤銅色で、目も黒でした。小さな男の子を背中の籠に入れておぶっていました。女性のこころに触れても、感情は感じ取れませんでした。

家に帰って夕食の場面を見ましょう、と誘導しても、家も夕食もありませんでした。夜は呆然《ぼうぜん》としながら夜空の下で眠りました。

その人生で最も幸せな場面は、男の子が生まれた時でした。4つの大きな洞窟に住む小さなインディアン部族でした。伴侶はこの部族のシャーマンで、自分は曲がりくねった河のほとりに暮らす別の部族の出身でした。

生まれてきた男の子の目は、憑依してきた老人の目と同じでした。部族の長から祝いに、とてもよく磨き上げられた紫色の石をもらいました。その石には、何かの模様が彫ってありました。

「この模様は……父の会社のシンボルマークに似ているような気がします

……」

その人生で、この病が治るための場面へ移ると……夜空の星が次々と落ちてくるのを洞窟の中から見上げていました。まるでヒョウが降るように落ちてきては、大地に激突して爆音を上げています。

小刻みに揺れていた大地が次第に大きく揺れ始めて、遠くの大地が割れて火が噴き出したのが見えました。三日月だった月が、ゆらゆらと天空をさまよいながら半月になっていました。その月にも星々が降り注いで、小さな炎がいくつも見えました。

やがて星々はあらゆる方向から降ってくるようになり、大地の怒りの遠吠《とおぼ》えに洞窟もひどく揺れて壊れ始めました。

男の子を背負った女性を伴侶のシャーマンが洞窟の外へ連れ出して、南を指さして「行け！」とだけ言いました。男の子は、そんな爆音の中でも静かに眠っていました。

そして、ただただ歩き続けました。何かを誰かに伝えなければならない、という思いだけで南へ向かって歩き続けました。

星々はすべて落ち尽くしたのでしょうか……時々、細い流れ星が真っ暗な夜空を走り抜けるだけでした。大地の怒りも静まりましたが、朝になっても、お日さまは昇ってきませんでした。

そのままずっと夜の中を歩き続けて……気がつくと、男の子をおぶったまま白い雲の上を歩いていました。

眩《まぶ》しく光り輝く女神さまが現れて、「その子を預かりましょう」と言いました。女神さまについて行くと、緑豊かで天国のような村に着きました。男の子は、村の中に走って行きました。

「女神さま、私のこの病はどうしたら治りますか?」と尋ねると、女神さまはテレパシーで答えてくださいました。

「大丈夫です。あなたは病ではありません。あの老人の話をあなたの父に伝えれば、あなたの役目は終わります。いつものあなたに戻れますから、心配要りません」

「あの老人に会わせてください」と女神さまにお願いすると、女神さまの後ろから老人が穏やかな表情で現れました。

「その老人の頭に触れてごらんなさい」と女神さまに言われて……令嬢の手が虚空に伸びていきました。

「アイスボールのように凍りついた地球が、宇宙に浮かんでいるのが見えます。とても冷たい……もう誰も何も生きていません。とても静かな星に戻って、地球も宇宙も、どこかホッとして安らいでいるのが感じられます。父にこれを見せなければ……父をここに呼んでください」

令嬢の父親がベッドの脇に座ると、彼女は虚空から父親の頭へと、目をつぶったまま手を動かして乗せました。それはまるで見えているかのような不思議な光景でした。

「娘が見ているビジョンが、私にもそのまま見えます。老人の声もはっきりと聞き取れます。わかりました。しばらくこのままでいさせてください」

それから30分ほどの間、老人と父親は、娘を介して話をしていました。話の内容は極秘事項に当たるそうで、話してはいただけませんでしたが、例の未来プロジェクトに関する提言と近未来のビジョンをいくつか見たそうです。

「このままだと会社も世の中も大変なことになってしまうところでした。すべての提言を取り上げるのは無理だとしても、できるところから取り上げていくことで、老人も納得してくれました。難題山積みですが、我が社だからこそできることも残されています。このミッションのために、私の今生があることがよくわかりました。私も命がけでこのミッションに取り組んでいきます」と父親は少し涙ぐみながら話してくれました。

「この娘に老人のパワーと知恵を授けようか？　と言われましたが、丁寧にお断りしました。今の娘は、今の姿が一番うれしいのです。娘もこれから自分のミッションを自分の足で見つけてくれることでしょう。そんな未来のビジョンも見えてきましたから大丈夫です」

その後、もうあの老人は、この令嬢の中には現れませんでした。彼女もいつもの仕事に戻って、「前よりも生き生きと」（母親の弁）暮らし始めていましたが、「まだちょっと不安ですので」と毎週1回、通院されていました。

ちょうど前世療法からひと月が経った頃から、夜、眠っている時に「フワッと浮かぶような気がして、下を向くと『眠っている私』が見える」ようになりました。

「体外離脱してるんだ」

恐怖も嫌な感じもしないので、そのまま浮かんでいると、下で眠っている『私』から、もうひとりの私が浮かび上がってくるのが見えました。まるでサンゴが卵を産むように、ポワーン、ポワーンと、もうひとりの私が次々と浮かび上がってきました。

「これはみんな、私なのかしら?」

浮かび上がってきて、しばらく近くを漂った後、パチン! と、はじけるように消えてしまう私もいました。

浮かび上がってきて、そのまま屋根を通り抜けて、夜空の彼方《かなた》へと消えていく私もいました。

「天国へ還《かえ》っていったんだ」と、なぜだかわかりませんでしたが、そうだと知っていました。

机の上の目覚まし時計を見ると、浮かび上がってから1時間が経っていました。最後まで漂っていたもうひとりの私は5人いました。

ひとりは、今の私の髪型とはちょっと違うショートでした。別のひとりは、とても悲しそうな表情をして涙を浮かべていました。別のひとりは、苦しげにうなされていました。うっとりと気持ちよさそうにしている別の私もいました。

あの老人との会話の仕方を思い出してテレパシーで話しかけてみましたが、どの私からも返事はありませんでした。

「あの時、父にやったように触れてみよう」と思いついて、それぞれのもうひとりの私の頭に手を置いてみると、パッとビジョンが見えてきました。

ショートの髪型の私は……今も恋愛関係にある恋人と別れてしまった、もうひとりの私でした。今の私は、その恋人と今でも愛し合っています。彼が精神的にとても支えてくれていたので、この奇病を乗り越えることができました。今の私にはかけがえのない大切な人です。

「何が起こったのだろう？」

ショートの私の記憶を巻き戻してみると、彼は親友の精神科医の治療を強く勧めてくれました。私はあまり乗り気ではなかったのですが、「彼に悪いな」と思って、彼と一緒にその精神科医を受診しました。それまでに多くの精神科医の診察を受けていたので、この先生に「統合失調症だから薬を飲みなさい」と言われても、「またか……」としか思えませんでした。

帰り道で、薬を飲む飲まない、で彼とケンカになりました。何を言ったのか、言われたのかは覚えていませんが、そこから彼との関係がギクシャクし始めて、そのひと月後に別れました……⁇!

今の私もこの頃に、彼から親友の先生に診てもらわないか？ と尋ねられたことがありました。あの時……たしかあの老人が夢の中に現れて、「あの医者のところへは行くな！」と言ったのです。私は怖くなって、彼にその夢の話をしました。彼は「わかった」と言って、以後、その先生の話はしないでくれました。

もしあの時、あの夢の話を彼にしなかったら……。「こんなバカげた夢の話をしたら、嫌われるのじゃないだろうか？」と不安に負けて彼の愛を信じることができなかったら、きっとこのショートの私になっていた、と思います。

そう今の彼女が気づくと、そのショートの私は、パチン！　とはじけて消えてしまいました。

悲しげに泣いている私の頭に手を乗せると……それは今よりちょっと未来の私でした。

父は、あの老人の提言と未来ビジョンを受けて、会社の未来プロジェクトを自分で指図して、直接動かすようになりました。大きな企業ですから、多くのしがらみがあります。国家レベルでの妨害が入ってきて、父の動きはけん制されるようになりました。

父は病気知らずで、とても健康体でした。だから、あんなことが起こるはずはありませんでしたが……外国要人たちの接待のゴルフ中に、父は突然死してしまいました。

父のお葬式も社葬もまだなのに、あのプロジェクトは中止になり、父の腹心たちもバラバラに左遷されたり退職させられたりしました。

あの老人は一度だけ夢に出てきましたが、とてもやつれていて、老いぼれてしまっていました。もう何も話してくれませんでした。私には、お別れを言いに来てくれたのだ、とわかりました。もうどこに逃げても同じです。未来の私は毎夜、静かに父の冥福を祈りながら泣くことしかできませんでした。

そうか！　父にこの話を告げて、あまり一気に事を運ばないように、焦らずゆっくりとプロジェクトを進めるように言います。父も「この件に関しては、まわりは敵ばかりだ」と笑っていましたから、内心では身の危険に気がついているのです。

そうです！　私はあのシャーマンの老人に頼んで、彼のパワーと知恵を受け継ぎます。あの日に見えないパワーと知恵があれば、父を敵から守り抜くことができます。私は父を敵から守らなければならないのです。それが私の使命です。

そう今の彼女が気づくと、悲しげな私は、パチン！　とはじけて消えてしまいました。

苦しげにうなされている私の頭に手を乗せると……見たくないもうひとりの私が見えました。

大きな精神科病院のベッドの上で苦しんでいます。精神障害の薬漬けにされて、身体もこころもズタズタでビクとも動きません。オムツの中に排便しているのが、見ていてとても情けないです。

苦しんでいたのは、こころではなく私の魂でした。魂が心身から抜け出して、魂の安らぎの場所へと還ることができなくなっていました。すべては精神科の薬のせいでした。

私はこれまでたくさんの精神科を受診してきました。世界的に有名な精神科の医師もいましたし、皇室と親しい精神科の医師もいました。どの医師にも精神科の薬を処方されました。時には電気ショックも……恐ろしい話です。

この苦しげなもうひとりの私は、そんな権威と名声にすがってしまった私です。

「私を治せますか？」と尋ねると、黙ったり怒り出したりした人たちばかりでした。

「治せます」と言ってくれた人たちも、結局は精神科の薬を飲め！　と迫ってきました。

「薬を飲まないから治らないんだ！」と叱られました。でも、私のかすかな内なる声が、ダメだ！　と言い続けてくれたのです。

負けなくてよかった……この苦しげな私は、今の私への墓碑です。これからも自分の内なる声を大切にします、という銘文が刻まれています。

そう今の彼女が気づくと、苦しげな私は、パチン！　とはじけて消えてしまいました。


気持ちよさそうに漂っている私の頭に手を乗せると……それはベッドで彼にマッサージされている未来の私でした。

彼がゆっくりとゆるゆると全裸の背中を優しくマッサージしてくれています。未来の私が、「彼はアダムタッチを習ってくれたのよ」と今の私に話しかけてきてくれました。

「彼のおかげで私のこころも身体もすっかり安らいでいますよ。私の龍神たちも大きく立派に育って、私の中を悠々と泳いでくれていますよ。彼の龍神を受け入れることがこんなにすばらしい快感だと、あなたも早く気づいてくださいね」と彼女はうっとりとしたまま話してくれました。

「未来はもう大丈夫ですよ。あなたのおかげです。救われた未来を見てごらんなさい」

　未来の私が今の私の頭に手を乗せてくれると、とても平和で安らかな未来が見えてきました。みんなが笑っています。みんなが愛しあっています。みんなが幸せです。

「先生が時々、書いてくださっていた五次元世界、縄文の世界はこんな世界だな、と思いました」と、後でこの未来のビジョンの様子を教えてくれました。

「私はこの後も先生の医院へ定期的に通院していました。そこで先生に診療していただきながら、先生がボツボツと語ってくださる五次元のお話が、私を幸せな未来へと導いてくださいました。私が五次元波動になると、父も家族みんなも彼も五次元波動になってくれました。五次元波動って伝染して広

がっていくのですね。今では私のまわりは、すべて五次元波動になりました
よ。あれからちゃんと通院していたかどうかが、この幸せな未来への分岐点
だったのですね」
そう今の彼女が気づくと、幸せそうにとろける私は、パチン！　とはじけ
て消えてしまいました。

残って漂っている私の頭に手を乗せてみると……何も描かれていない白紙
のビジョンが見えました。
「あぁ、ここに私の好きなように何でも描いてよいんだな」と直感できまし
た。今日と明日で何かを決心して、何かを選ぶことで、未来が変わることに
気づきました。その未来を自由自在に描けることに気づくと、うれしくてた
まらなくなりました。
それはまるで宇宙を手に入れたような快感です。神さまになったような痛
快な気分です。
真っ白な未来のキャンバスを手渡されて、ワクワク&ドキドキしながら

……

「先生なら何を描きますか？」と、いたずらっぽい声で尋ねてきました。

「あなたなら何を描きますか？」

これが人生の節目の大本です。人生という生きものの背骨です。

「今の私は、あと2枚の白紙キャンバスを持っています。それが私の人生の可能性を開く鍵です。何を描いてもよい、未来はすべて私の手の中にあります。間違いの選択も失敗の人生もありません。私は私、あるがままに生きていきます」

そう言いながら、彼女は大きく輪を描いて、中に「愛」と描きました。

その瞬間、彼女のまわりの漆黒の宇宙空間がガラガラと音を立てて崩れ去り、パッと眩しく美しく愛しい光で満ちあふれた宇宙が現れました。

「五次元宇宙へようこそ！」と、懐かしい老人の声が聞こえてきました。

その愛の光の宇宙の中心には、青々とした地球が楽しそうに浮かんでいるのがはっきりと見えました。

平行次元病

今、すべての過去生も未来生も平行次元も、「今この時」の一点に収束しています。退行催眠や瞑想を使わなくても、フッと意識を向けるだけで、過去生・未来生・平行次元が見えます。頬を撫《な》でるそよ風のように、過去生・未来生・平行次元の自分の声や想いが伝わってくることもよくあります。

これらの次元たちが「今この時」に同居しているために、過去生のトラウマや絶望的な未来生のビジョンや平行次元にいる「もうひとりの私」が助けを呼ぶ叫び声などが、幻聴幻視や幻覚妄想を引き起こしていることは、拙著『幽幻医学』に書きました。

宇宙は不必要なことは起こしません。すべてに必ず意味や目的があります。

今、すべての次元が「今この時」に収束しているのは、私たち個人個人も、すべての動植物たちも、地球自体までもが、三次元波動から五次元波動へとジャンプアップするために不可欠だからこそ起こっているのです。これは宇宙の一大イベントなので、多くの宇宙人や宇宙意識体が今、地球と私たちに熱い視線を向けています。「今この時」にいる私たちは、誰もが最初は三次元波動世界の住人でした。「今この時」に収束している過去生も未来生も平行次元も、すべて三次元波動の世界にいます。

五次元波動の人には三次元波動の世界は見えますが、三次元波動の人に五次元波動の世界は、雲の上の世界なので見えません。三次元波動の人には、五次元世界の過去生・未来生・平行次元は見えないのです（実は五次元世界には、もう過去生も未来生も平行次元もないのですが、そのお話はまた別の機会にしましょう）。

宇宙も地球も、私たちが五次元波動に目覚めるように促《うなが》しています。五次元波動のエネルギーを送ってくれたり、三次元世界の末路を見せてくれたり、宇宙の英知を味見させてくれたりしながら、私たちの目覚めをサポートしてくれています。

三次元世界と五次元世界は、右足から左足へと軸足を移す要領で簡単に移行できることは章の後半で述べます。（P156〜159）三次元世界と五次元世界の隔たりは、そんな一歩分でしかないのですが、三次元世界の人たちにはその一歩が、エベレストの頂上のように、はるか彼方に思えます。三次元世界の我欲とエゴと煩悩への執着をすべて手放して自由にならないと、五次元波動にはなれないからです。

魂レベルで「目覚めるぞ！」と決心した人には、財・愛・病・生きがいの4つの試練と浄化のどん底病が起こります。

その病の中で、自分が三次元世界の我欲とエゴと煩悩に如何に執着していたか、毒されていたのかをまざまざと見せつけられます。それぞれの試練のどん底で徹底的に浄化されると、五次元波動の「自由自在」を得ることができます。この自由自在が五次元世界へと飛翔していく翼となります。

そんな試練と浄化は、過去生や未来生や平行次元の「もうひとりの私」にも及ぶことが多々あります。いつの時代もカルマの浄化を生業《なりわい》にしてきた人たちがおりましたが、幸いにして「今この時」にすべてが収束している今なら、自分で簡単にすべてのカルマを浄化してしまうこともできます。大本の過去生を浄化解放してあげると、あとは芋づる式に浄化解放されてしまいます。

逆に、「今この時」にすべてが収束しているからこそ、試練に破れてしまった「もうひとりの私」や浄化の炎に苦悩している「もうひとりの私」が、自由自在の翼で五次元世界へと飛翔している「本当の私」の足を引っぱっていることもあります。もう五次元波動なのに、なぜか財・愛・病・生きがいのどん底を引きずってしまっているケースです。

これは「本当の私」の平行次元である「もうひとりの私」が原因であることがほとんどです。ロケットの打ち上げシーンを思い浮かべてください。三次元世界から打ち上げられたロケットは大空高く上昇すると、1段目を切り離します。さらに高く上昇すると、2段目を切り離します。最後に衛星を周回軌道に投入できれば大成功！　です。

「本当の私」が衛星で、「もうひとりの私」は切り離されていったロケット部分だと思ってください。切り離されたロケット部分は地上に落ちていきます。せっかく五次元世界へ行くぞ！　とがんばったのに、燃え尽きて三次元世界へ落ちていく「もうひとりの自分」がいるのです。

三次元世界へと落ちていく「もうひとりの私」が、順調に五次元世界へと上昇している「本当の私」に気づくと、どうなるでしょうか？

私は試練に負けて三次元世界へ落ちていきますが、あなたはこのまま五次元世界へ飛んでいってくださいね。無事を祈っています……ならよいのですが、そこは生身の人間ですし、我欲とエゴと煩悩が渦巻く三次元世界へ落ちてしまうわけですから、浄化したはずの嫉妬や悲しみや憎しみに囚われてしまっても不思議ではありません。ひどい自己卑下や虚無感や後悔の念にさいなまれたゾンビになってしまうことさえあります。

このような「もうひとりの私」たちは、早く死にたい……早くすべてを終わらせたい……と念じながら、三次元世界をさまよっています。この怨念が、五次元世界へ飛翔している「本当の私」にからみついて、財・愛・病の幻獣となって襲いかかってくることがあるのです。

それは試練に負けた「もうひとりの私」が生き霊となって「本当の私」に取り憑き、霊障病や幽幻病となる形でも現れます。過去生や未来生には起こりません。五次元世界へ飛翔している「本当の私」の平行次元にだけ起こる病です。

そんな平行次元病の治療法は、まず三次元世界のアカシックレコードを破壊します。自分の過去生・未来生・平行次元はもちろんですが、もう三次元世界は不要ですので、丸ごと破壊してしまいます。

幸いなことに、三次元波動のアカシックレコードは、すでに破壊されてしまって、今、見に行っても廃墟《はいきょ》が広がっているだけですので、その廃墟の中から自分のアカシックレコードの破片を集めてきて、空と無の世界の究極のゴミ箱に放り込んでしまうだけでＯＫです。

次に「本当の私」に取り憑いている生き霊の「もうひとりの私」を救済・浄化していきます。三次元世界に落ちてしまった「もうひとりの私」を五次元世界へと連れ戻すことは難しいでしょう。三次元世界の我欲とエゴと煩悩の力を甘く見てはいけません。

手立ては、落ちていった「もうひとりの私」を黄泉の国へ封印してしまうことです。「もうひとりの私」の魂もその人生もすべて、黄泉の国へ導いて完全に封印してしまいます。

この際に必要なのは、「本当の私」の女性性を十分に解放しておくことです。「本当の私」の意識体を縄文開竅《かいきょう》しておくことが求められます。

すでに２０１８年の年頭に世界中の磐座が開竅して、世界が縄文の波動に染まりました。世界中で女性性が解放されたのです。この女性性のエネルギーを用いれば、「本当の私」の女性性の解放も、それほど困難なことではありません。

縄文開竅は、黄泉の国に封印されていた女性性の解放が始まったことを意味します。

女性性を解放できた人だけが、黄泉の国へと行き来できるのです。「本当の私」の女性性が解放されていれば、「もうひとりの私」がどんなに傷つき、女性性が未だに虐《しいた》げられていても、黄泉の国へと連れて行くことができます。黄泉の国に封印して、時間を止めてしまうことが「もうひとりの私」の最高の救済になります。

具体的施術は、「イザナミの術」を用います（第三章　P187〜188）。

まず空と無の世界から「もうひとりの私」に波動的に繋がり、空と無の世界に連れ戻ってきて浄化します。

次に空と無の世界から黄泉の国へと繋がり、「もうひとりの私」を送り出します。その際、黄泉の国の守護神の許可を得ます。

黄泉の国に入った「もうひとりの私」の時空間は、永久に止まります。もう生き霊ではなくなった「もうひとりの私」は、「本当の私」が五次元波動の世界を自由自在に飛翔している夢を永久に見続けるでしょう。

やがて「もうひとりの私」は「本当の私」と夢の和合を起こし、「もうひとりの私」は消えてしまい完治します。

平行次元病は、自分が生き霊となって自分を霊障する病です。

もうひとりの自分が生き霊の正体だった……まさかそんなことが……起こるのが、三次元世界と五次元世界の狭間の摩訶《まか》不思議なところなのです。

幽幻病

五次元波動人は、見えないものが見え、聞こえない声が聞こえます。

野生動物のような嗅覚と予知力に目覚めています。

神々とネイティブに語らえる直感力と共感力を持っています。

三次元世界では、すべて精神障害と診断されて向精神病薬漬けにされてきましたが、五次元世界では、どれも誰もが持っている普通の感性です。

身体の声が聞こえるので、五次元世界には病はありません。

こころの声が聞こえるので、五次元世界にはストレスもありません。

魂の声が聞こえるので、五次元世界には迷いもありません。

２０１８年以降、そんな五次元世界では普通の感性に、三次元世界で暮らしながらも目覚めてしまう人が急増しています。特に幼児～10代の青少年は、どんどん五次元の感性に目覚め始めています。

三次元波動の人たちには、宇宙人も地底人も妖精や天使たちも見えません。

五次元波動の子どもたちにはちゃんと見えて、お話もできています。どちらが異常？　な問題ではなく、どちらもその世界では普通のことだとわかると、カルチャーギャップは埋まります。

例えば、尿療法は数千年前から受け継がれてきた伝統医学ですが、三次元世界の人たちにはクレイジー！　だと嘲笑されます。尿療法は、安全、安価、万能、簡単という宇宙の理そのものの自然療法として、五次元世界では当たり前に行われています。

五次元波動の人は、三次元波動の人たちを侮蔑したり嘲笑したりはしません。無理に教えようとしたり、脅して無理強いしたりなどしません。

「あぁ、知らないだけなんだな。かわいそうだけど仕方ないよね」で終わりです。三次元波動の人たちに何か言われたり陰口を叩《たた》かれたりしても、「蚊に刺されちゃった。痒《かゆ》いねぇ」で笑って終わりです。

龍神医学は、五次元波動で診療します。

幻覚、妄想、悪夢、不運などの幽幻病が五次元波動なのか、三次元波動なのか？を直感力と洞察力を駆使して感じ取り見極めます。

三次元波動の幽幻病は、我欲とエゴと煩悩の波動が滲《にじ》み出ているので、とてもわかりやすいです。

食毒、薬毒、香毒……三次元世界のさまざまな毒の波動が、心身魂のいたるところから噴き出しています。三次元世界の人々の大多数は、毒の病にかかると、身体の病気、こころの病気を経て死病に至ります。そこで病の意味に気づき、病から学んで覚醒するチャンスは皆無です。

そんな中で奇病の幽幻病を得た方々は、排毒浄化と我欲煩悩からの解脱というチャンスをいただいた超ラッキー！　な方々なのです。

霊障病も三次元世界にしかありません。三次元と五次元の間にある四次元の黄泉の世界が、怒りや憎しみや恨みや嫉妬などのドロドロに汚れた三次元波動の霊障たちを、三次元波動空間に押しとどめてくれているからです。

拙著『霊障医学』で述べたように、霊障病の治療も、まずは排毒浄化が必須です。

いくら完璧に霊障を祓うことができても、毒と我欲に冒されたままの波動では、すぐに霊障されてしまいます。

霊障病の最強の治療法は、早く五次元波動にジャンプアップしてしまうことです。過去生からの呪詛《じゅそ》や悪因縁、平行次元を介した生き霊の祟《たた》りなどは厄介な霊障病をもたらし、光の前世療法や龍神覚醒術を繰り返し行うことを余儀なくされることもありますが、さらにその上に食養生と生活養生を徹底して行うことが強く求められます。

いち早く五次元波動化したために生じた幽幻病だとわかれば、そのまま経過観察で十分です。薬もサプリもお祓いも不要です。ただし、幼児～青少年たちは、食毒や電磁波毒、ワクチンなどのさまざまな毒で心身がすでに汚染されていますので、無理のない範囲での排毒浄化は必要です。

子どもが五次元波動になっていても、両親や祖父母、兄弟姉妹の中に、強烈に我欲やエゴや煩悩に汚された三次元波動をまき散らかす存在があれば、子どもの幽幻世界にも魑魅魍魎《ちみもうりょう》が出没してくることがあります。たとえ別居していても遠くに隠れ住んでも、そのような存在は生き霊となって追いかけてきます。霊障治療で最も難渋を極めるのは、そんな生き霊退治です。

五次元波動の幽幻病は、まず語られる幽幻の話を五次元波動の立場でじっくりと伺うことから始まります。過去生や未来生や平行次元、宇宙人や地底人のことを知っているると、三次元世界ではつじつまが合わない話でも、五次元世界では筋が通っていることがよくあります。

五次元宇宙は、愛で満ちあふれています。そこに争いや戦い、支配と従属、優劣や善悪はありません。

もし子どもたちの語る幽幻話に、そのような善悪や争奪、支配の話が入ってきたら、要注意です。何らかの形で三次元の闇の世界に洗脳されている危険性があるからです。つじつまの合わない空想大スペクタクルなら心配要りませんが、悪い地底人に誘拐されて……とか、宇宙戦争に巻き込まれて……のような幽幻話に取り憑かれてしまっているようなら、きちんと診療する必要があります。

幼児が語る前世の話や生まれてくる前の雲の上の話は、まったく心配ありません。大半の子たちは、10歳前後までには忘れてしまいます。

ただし、スピリチュアルが大好きな両親は、注意が必要です。あまりに毎日毎晩、前世や生前の話を聞き出そうとすると、子どもたちは親を喜ばせたい一心で、想念に無理な負荷をかけるようになってしまいます。そのために、ソマチッドが蓄えていた宇宙エネルギーを浪費したり、腎精《じんせい》が枯渇してきたりすると、奇病や免疫不全病などを発症してしまう危険性があります。想念の乱調は霊障を引き寄せます。原因不明の精神発作や多重人格の憑依、狐憑きなどの遠因になることもあります。

赤ちゃんから幼児までの時期は、四次元の黄泉の世界と三次元のこの世が溶けあっています。亡くなった人の姿や動物霊、妖精や天使たちが、普通に見えてお話ができる世界です。２０１８年以降は、すべての赤ちゃんと幼児たちは、そんな四次元ワールドを楽しんでいます。

四次元ワールドな子どもたちは、この世の五次元化への大切な担い手たちです。最近、妊婦さんと赤ちゃん、幼児たちに多種多様なワクチン接種を推し進めたり、新製品の牛乳や乳製品、添加物だらけのお菓子やソフトドリンクを勧めたり、幼児用アプリ満載のタブレットをもてはやしたりする気運が高まっています。

四次元ワールドな子どもたちを三次元の魔界から守り通すには、よほどの覚悟が要りますが、子どもたちはそれを承知でこの難儀な時代を選び、守り抜いてくれる両親を選んで生まれてきたのです。子どもたちを三次元の魔界の嵐から身を挺して守り抜くことが、両親の五次元波動化も促してくれます。

四次元ワールドな子どもたちに親としてやるべきことは、毒を入れないことです。消臭剤や香水、紙おむつや生理用品、シャンプー&リンスや洗剤・漂白剤、電子レンジで調理したりお総菜コーナーの常連だったり、喫煙などもってのほかです……やるべきことは山のようにありますが、どれも決心覚悟でできることばかりです。

四次元ワールドの子どもたちは、そこをよく見ています。前世や生前のおとぎ話は、そんな子どもたちからの、がんばってくれている両親へのプレゼントみたいなものです。

もしおとぎ話を語ってくれなくなったら、家族全員の食養生と生活養生をもう一度見直してみましょう。きっとどこかに見逃されていた何かがあるはずですから。

龍神カルテ④　地底からの使者

ある宮家の遠縁に3年前に嫁いだ若奥さんが「私は霊障病では?」と初診されました。

1年前に男の子を授かり、現在は実家に帰って精神養生中です。

5年前、友人に誘われて参加したチャリティーコンサートの際に、今の夫に見初められて交際を始めたのが結婚のきっかけでした。20歳年上の夫ですが、家事も育児もとてもよく手伝ってくれる優しい男性です。夫は、宮中祭式をサポートする仕事を任せられています。夫は長男、奥さんは三姉妹の末っ子ですが、他の姉妹に同様の病は出現していませんでした。

最初の霊障症状は、妊娠6ヶ月目の夜に起こりました。夜中の2時頃、夫がひどく息苦しそうにしている物音に目が覚めました。声をかけてみましたが、夫は眠っていました。

夫は眠ったまま、喘息《ぜんそく》発作のような呼吸音と喉を掻《か》きむしるような動作を繰り返していました。揺り動かして目覚めさせようとしましたが、起きませんでした。

その発作は10分ほど続いて、スッと消えました。発作が消えてしばらくして、夫が寝ぼけ眼《まなこ》で目を覚ましたので、「大丈夫?」と尋ねても何も覚えていない様子で、そのまま眠ってしまいました。

「今のは何だったのだろう?」と思いながら、奥さんもそのまま眠ってしまいましたが、すぐに真っ赤な海中で足を海藻に取られてもがいている自分の姿が見えると同時に、低い女のうなり声が聞こえてきました。

何を言いたいのか?　はわかりませんでしたが、直感的に、この声の主はお腹の赤ちゃんだ、と思いました。

その夢は数分で消えてしまいましたが、翌朝になってもはっきりと覚えていました。それからは同じ夢と声が妊娠月が進むと共に頻回に現れるようになりましたが、妊娠自体はとても順調に経過していきました。

この夢と声の話は、折を見ながら夫には打ち明けましたが、「疲れているんだね」と実家に帰されて、そのまま実家で出産しました。とても安産で、母子共に健やかに産後の数ヶ月を送ることができました。あの夢と声も出産2週間前からは、まったく現れなくなりましたが、産後4ヶ月目に入ると、週1度のペースで別の夢が現れるようになりました。

産後の夢は、自分の大昔の前世を順々に旅していくようなビジョンが続いていて、「慣れてくると、前世の旅を楽しめるように」なったそうです。産後の夢には、あの女の声は現れなかったことも、そんな余裕に繋がったのでしょう。

産後の夢が始まってしばらくしてから、赤ちゃんがテレパシーのように話しかけてくるようになりました。最初は昼間、おっぱいを飲んで眠っている赤ちゃんが「ママ、私を生んでくれてありがとう」と言ってくれている『感じ』がしただけでしたが、「これは我が子の声だ！」と直感、安心すると共に、次第に会話できるようになっていきました。

実家の父は、まともに取りあってはくれませんでしたが、母は何か思い当たる節があるようで、真剣に聞いてくれました。

「お父さんは大好きだけど、私のことはまだ内緒にしておいてね」と赤ちゃんが言うので、夫には話しませんでした。

夫は毎日のように実家を訪ねてくれて、赤ちゃんをあやしてくれました。赤ちゃんも気持ちよさそうに夫に抱かれて眠ってくれていたので、とても助かりました。

「ママに心配をかけるようなことはしないよ」と赤ちゃんも言ってくれていましたが、「パパのお家に帰るのは、もう少し待って欲しいんだ。今はまだあそこへは帰りたくないんだ。お願いだから、もう少しここにいさせてね」とお願いされると、嫌とは言えませんでした。

最近では、もう前世の旅も終わったのか、同じ夢ばかりを見るようになっていました。それは大海原に沈んでいく美しい夕日を見ながら、真っ白い浜辺に、ひとりでたたずんでいる女性の夢でした。この夢が現れると、とても悲しくなって涙が止まらなくなります。目覚めると、実際に枕が濡れていました。

1週間前に母から『幽幻医学』を薦められて「これだ！」と思い一気に読

みました。

光の前世療法「この幽幻病の原因となった過去生へ」

あの夕日を見ている女性に降りました。裸足で白っぽい服を着ています。長い黒髪を左右でお団子にして麻紐《あさひも》で結った髪型をしていました。鮮やかな朱色の耳飾りとネックレスが清楚《せいそ》で美しい気品を感じさせます。

こころに触れてみると、「とても悲しいです。少し悔しさも残っていますが、とても寂しいのです」と、奥さんは深い催眠状態のままで静かに泣き始めました。

「何が起きたのですか？　何がそんなに悲しいのですか？」と問うと、

「明日、この地を離れて、向こうの世界へと戻らなくてはいけないのです。私はこの地が大好きでした。この地の空も風も海も森も……動物たちとも人々とも、みんなで愛しあっていました。だからまだ戻りたくない……でも、もう仕方ないのです。明日、私は戻ります」

「どこに戻るのですか？」

「私たちの故郷、先祖たちの国へ戻ります。この静かな海を超えた向こうに故郷があります。明日、迎えの船が来ます。もう再びこの地へ戻って来ることはありません。この夕日も今日で見納めです」

夕日が沈むと、村へ帰りました。そこは三内丸山《さんないまるやま》遺跡で見たような家が輪を作っている立派な村でした。たくさんのたき火で、村は明るく照らし出されています。村の中心にあるひときわ大きな家に入ると、美しく着飾った男女が大勢、輪になって座り、ゆらゆらと揺れながら歌を歌っていました。彼女もその輪の中に入って揺れ始めました。

「赤ちゃんのクーイングのような喃語《なんご》のような歌です」と奥さんの意識が教えてくれました。

「動物たちが集まってきて、家のまわりで同じように歌ってくれています。森の木々たちも、夜空の星々も、お月さまも同じように歌ってくれています。とてもすばらしいです。みんなとハートで繫がっています。ハートがひとつになっていきます。すばらしいです。すべてが愛です。愛そのものです……」と言いながら、奥さんの身体はエクスタシーの快感に包まれているようでした。その不思議な歌声は朝方、お日さまが昇るまで聞こえていました。

清々《すがすが》しい朝が来ると、村人たちは大切にしていたものを、村はずれに掘った大きな穴の中に丁寧に並べて、厚く土をかぶせました。村の長老たちが封印の呪文を土山にかけると、たちまち土山に草木が生えてきて森の一部となりました。

次の場面は、そのまま村人全員であの浜に出て、静かに大海原を見つめているのが見えました。みんな昨夜のあの歌を口ずさんでいましたが、それはもう声ではなく、風のささやきのようなかすかな音だけが、浜から海へと広がっていました。

遠くの海が盛り上がって見えたかと思うと、こちらへとまるで大きな津波のように押し寄せてきました。村人たちはみんな合掌して、その大波を迎えています。

不思議なことにその大波は、浜の少し手前でピタッと止まりました。まるでそこだけ時間が止まったかのようです。

やがてその大波がふたつに割れて、中から白銅色の大きな龍神が現れました。龍神は真っ赤な目でこちらを見つめていますが、恐怖は感じられませんでした。龍神が口を大きく開けると、村人たちは次々にその口の中へと入ってきました。どの村人も海の上を歩いています。

「私が最後に乗り込みました。これで全員です。我が故郷へと戻ります」

龍神は口を閉じて、大海原の彼方へと消えていきました。

「その龍神の中は、どうなっていますか？」

「とても快適です。大きな部屋がいくつもあって、みんな思い思いの部屋で深く休息しています。これは私たちの乗り物です。あなたたちには龍神に見えるようにしてありますが、地底の故郷と地上とを行き交う私たちの乗り物なのです」

「あなたたちは何者ですか？　どこから来たのですか？」

「私たちは地底の国の民です。私は地底の太陽の護《まも》り主の娘です。神々の声を伝えるのが私の役目です。ほら、もうすぐ国に着きます」

見えてきたのは、緑も水もとても豊かな国でした。龍神は空を悠々と飛びながら、その国の中央にある町の大きな広場に降りて行きました。

大勢の人が出迎えに出てきてくれています。龍神が口を開いて、地上から降りて来た人たちは広場へと向かい、それぞれの出迎えの人と抱きあい再会を喜びあっています。最後に彼女も龍神から降りて、龍神にねぎらいの言葉をかけると、龍神はとてもうれしそうな声をあげて飛び立ち、抜けるような青空へと戻っていきました。

「みんな、家族のもとへと帰っていきました。私はまだお役目が残っています。これから長《おさ》さまの北の宮へと参ります」

彼女を出迎えてくれた人たちは、長老やシャーマンや巫女《みこ》たちだ、と直感できました。

言葉ではなくテレパシーで楽しそうに語らいながら、彼女の一団は町の北へと向かいました。

その町の家々はどれも、石造りに黄金色の屋根を葺《ふ》いている平屋でした。戸別の庭は見えませんが、ところどころに緑豊かな公園が散在していました。町のいたるところに美しい泉があり、その水が小さな川となって町の中を流れていました。川の中にも公園の緑の中にも、地上では見たことのない動物や虫たちが見えました。

「どの生きものたちも楽しそうです」と奥さんは羨《うらや》ましそうに教えてくれました。

「妖精たちがいたるところに見えます。私にも妖精たちがはっきりと見えます。天使のような妖精たちが風と遊んでいます。空を見上げると、たくさんの龍神たちがゆったりと泳いでいるのが見えます。ここは天国のような楽園です」

北の宮は、この町の普通の家の上に丸い塔をのせた形をしていました。

「あの塔の上から太陽とお話をします。お父様は今、私たちの帰還を報告していますが、もうすぐこちらに降りて来ます」

その家の中はとても質素で、家財道具は何も見当たりませんでした。

「何もありませんよ。こちらでは、ただ想えば現れます。想うだけで叶います。誰でも超一流のマジシャンのようなものです、タネはありませんが」とテレパシーでこちらの思念を先読みして答えてくれました。

やがて長である父上が、にこやかな表情で現れて、静かに語り始めました。

「ごくろうさまでした。あなた（奥さん）と繋がりたくて、このようなストーリーをあなたの現実界へ送りました。これはこの地底の民たちの願いであるだけでなく、私たちといつも共にある地球の意識体と太陽の意識体からのお願いでもあります。

私たち地底の民とあなたがた地上の民とは、長い間、交流がありませんでした。先ほど見ていただいた浜での別れの場面は、私たちが地上を離れた最後の場面です。

あの後、あなたたち地上の民は、武器と支配を掲げて、あの地を奪い取ってしまいました。それは宇宙の法則『進化』の流れのひとつですから問題はありません。むしろ『進化』の始まりを喜ぶべきものでした。

あれから時が過ぎて、今、再び『あの時』を迎えました。これまで何百回と迎えた『あの時』です。

あなたたちがいつも『進化』を嫌がって、滅びの道を選んでしまった『あの時』です。このままだと今回もまた、いつものようにわずかの人たちだけが宇宙の『進化』を享受するに止《とど》まってしまいます。

地球も太陽も私たちも、この繰り返しはそろそろ終わりにしたいと思い、宇宙に相談して了承を得ました。

何百回と繰り返されてきたこの地上の民の大きな節目の中で、すべてが凍結してしまう結末は多々ありましたが、今回は凍結の意味が違います。これまでは輪廻転生を用いて、また振り出しから始めることができましたが、今回は輪廻転生も凍結されてしまいます。あなたがたの魂たちのすべてが、この次元の中に永遠に凍結されてしまうのです。

私たち地底の民は、すでに別の次元にいます。あなたがたの次元の地球と太陽は、すでに永久凍結の準備に入っています。

でも、まだあなたがたにはチャンスが残されています。気づいて決心するだけでもよいのです。ここまで露骨な気づきのチャンスを与えてもよいのかしら？　と思えるような兆しが、これからますます増えてくるようにしてあります。

今までとはどこか違うぞ？　何だか変だぞ？　どうすればよいのだろう？

何をすればよいのだろう？　と気づいた人には、夢のビジョンや直感のメッセージに、宇宙の『進化』の声が聞こえるようにしてあります。

私たち地底の民と宇宙の民が共同で、そんなチャンスに気づき『進化』すると決心した人たちをひとりひとり、こちらの次元宇宙へとピックアップしていきます。あなたたちの魂の輝きが目印ですから間違えることはありません。

あなたがたの宇宙には『闇』があります。闇はとても怪しげで魅力的です。あなたがたの世界のお酒のようにたしなみ楽しむ分には良い経験なのですが、麻薬のようにその快楽と退廃に取り込まれてしまうと、闇の権化と化してしまいます。今回の永久凍結は、そんな闇の権化たちも丸ごと一緒に葬ってしまう意図もあります。

かの者たちもそれは重々承知していますが、闇を極めることを願っているものたちですので、もう止めようがありません。闇の主となれば、永久の凍結でさえ破れると考えているようです。愚かなものたちが、あなたがたの多くを道連れにしてしまうのは悲しいことですが、それも宇宙の『進化』の一瞬の輝きなので仕方ありません。

このようにお話ししながら、あなたにはすでに私たちから託された多くのビジョンと智恵が授けられました。あなたにお願いしたいのは、このビジョンと智恵をあなたの夫を通じて、この国の宮家の方々にお伝え願いたいのです。

すでにかの方々には、夢や言霊を通じて同じビジョンと智恵を伝えてあります。あなたが伝えてくれることで、かの方々にそれらのビジョンと智恵は確証となってくれます。

そこからこの国の奥深い根元での気づきが生まれ、決心が広がっていきます。

この国の民たちが目覚めれば、世界の民たちも目覚めます。

そうすれば、もうこの星の永久凍結の近未来は消え去ります。

宇宙の『進化』の願望は成就され、私たちも宇宙の民たちも、あなたたちと親交を結ぶことができるようになります」

「私の子どもは、そのための使者なのですか？」

「その通りです。私たちが送った使者であり、あなたの大いなる守護神です。

如何なる闇の誘惑や攻撃にも動じない、宇宙で最も気高く美しい波動の種族からやって来た勇者です。

今生があなたの魂とは初めての出会いですが、過去生や平行次元を介して、すでに何千回も共に宇宙を旅してきた魂の伴侶の波動記憶を、あなたにもあの子にも与えてありますから、とても懐かしい感じがしたでしょう?

あなたたちは、これからもテレパシーでお話ができますし、私たちや宇宙の民たち、地球意識体や宇宙の意識体たちとも常に繋がっています。

この古い世界で生きていくためには、心身にかなりの波動的な無理がかかるのでいろいろと大変ですが、すぐにお役目を成就して、あなたの世界が大変動していくのを楽しめますから、今しばらくの辛抱です」

「なぜ夢の中で、私は赤い海で溺れて苦しんでいたのですか?」

「あれは闇の仕業《しわざ》です。私たちがあなたの意識にアクセスしたのに気づいて、妨害してきただけです。

まずあなたの夫に取り憑こうとしましたが、あなたの夫は、代々のとても強くて立派な守護神たちが護ってくれていたので、事なきを得ました。あなたも闇にビジョンを見せられましたが、あなたの子どもがすぐに闇を追い払ってくれました。

それからも闇は執拗にあなたの意識を奪おうと攻撃してきましたが、あなたと子どもは最後までしっかりと耐えてくれました。

そして今、こうやってあなたの意識に繋がり、あなたにすべてをお話することができました。もう大丈夫です。闇はもう入ってきません。安心してください」

すべてが解明されて、すべてが治癒へと向かいました。


「ありがとうございました。もう大丈夫です」と笑顔で帰っていかれたその夜からは、もう何も不思議なことは起こりませんでした。

以後、「心身魂のメンテナンスのために」と華佗診をほぼ定期的に受けに来られていますが、霊障病の再発はありません。

もちろん子どもとのテレパシーでのお喋りは続いていますし、時々は地底や宇宙の民たち、地球意識体や宇宙意識体とのコミュニケーションも楽しんでおられます。

託された使命もちゃんと果たされて、その経過は極秘事項ですのであえてお尋ねしておりませんが、脈と笑顔からは順調だ、ということがわかります。

龍神病

龍神は、解脱と覚醒のシンボルです。

三次元世界は、悠久の輪廻転生の世界でした。魂たちは、三次元世界で気づきと学びを積み重ねながら、いつか輪廻転生から解脱したい、と三次元の「この世」にやってきます。

そんな三次元世界の人たちには、五次元波動の龍神たちは見えません。

姿は見えませんが、龍神たちの五次元波動を、三次元世界の人々の魂は、何となく感じ取ることはできます。

そんな目に見えないが崇高な波動の存在は、三次元世界では神仏として崇《あが》められる

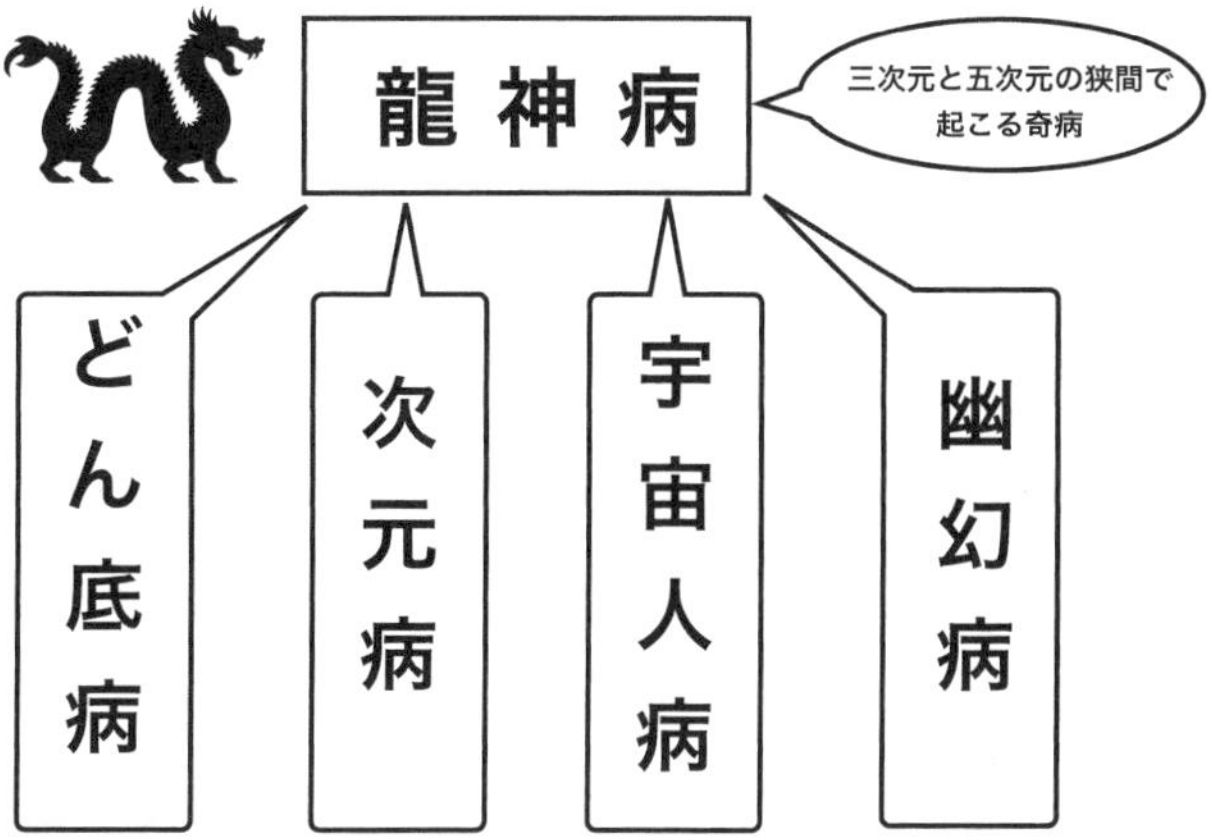

のが常でした。時には大自然の猛威をもたらす神として、畏怖の念を持って崇め奉られてもきました。三次元世界は我欲とエゴと煩悩の世界ですから、それも仕方ないことでした。

五次元世界では、龍神たちが悠々と泳いでいるのが見えます。空を見上げても、海に潜っても、森を散歩していても、温泉に浸《つ》かっていても、いつでもどこでも龍神たちがゆるゆると泳ぎながら近寄ってきます。

五次元波動なら、龍神たちとお話もできます。日々の龍神雑談の中で、「今日はあの森の○○に美味《おい》しいキノコが生えているよ」「今日はあの岸辺で○○貝がたくさん採れるから、夕飯の貝汁は美味しいよ」「今日は夕立が降るから、早く帰った方がいいよ」……

と今日のお役立ち情報を教えてくれます。

「○○さんの膝痛に効く薬草がそろそろあの山の麓に生えてくる頃だね」「○○さんの頭痛は放っておくと大変なことになるから、今からあの木肌とあの岩塩とあの木の実を煮詰めて、三晩月光に晒《さら》したお薬でふくらはぎをマッサージしてあげた方がいいよ」……と教えてくれることもあります。

三次元世界では、このような天の声はすべて直感であり、チャネラーやヒーラーたちの独擅場《どくせんじょう》でした。五次元世界では、誰もが同じように天の声が聞こえ、龍神が見えます。神さまたちといつも繋がっていて、ご先祖たちや守護霊たちがいつも見守ってくれていて、自分の龍神がいつもそばにいてくれるのが当たり前な暮らしをしています。

天の声に優劣などありません。龍神たちに大小、新古、強弱、美醜……優劣はありません。比較と競争は波動を下げます。三次元世界にしか比較と競争はないのです。三次元世界では、比較と競争で波動を汚し下げれば下げるほど、我欲とエゴと煩悩は成就されました。

輪廻転生はガチャです。輪廻転生を繰り返していると、たまに大当たり！　の人生を生きられます。大金持ちや大資産家、王様や女王様、連戦連勝の大将軍、絶世の美女や時代のヒーロー……比較と競争の極みで我欲とエゴと煩悩から解脱できた魂もいますが、多くの魂たちは、極みの味を忘れられずに死後、輪廻転生を繰り返しながら、再びガチャが大当たりするのを待ち続けています。

三次元の比較と競争世界の「負け組」はどうでしょうか？

負け組の人生も我欲とエゴと煩悩だらけになります。嫉妬、恨み、怒り、自己卑下、悲哀、孤独、差別……徹底したヒエラルキー構造の三次元世界ですから、下位層に落ちるほど波動も低下します。比較と競争のどん底をさまよう中で、解脱できた魂もいますが、ほとんどの魂たちはやはり「次こそは！」と、何も思慮しないままに輪廻転生のガチャに並びます。

このように何千年もの間、続いてきた輪廻転生の中で解脱に達した魂は、解脱と同時に四次元、五次元波動に覚醒できました。解脱＝覚醒だったのです。

覚醒すれば、龍神が見えます。神々とも話せます。竜宮城や天国のような五次元世界を歩けます。もしまだ三次元世界に身体を持っていたのなら、神々や龍神との会話を三次元世界に持ち帰ることもできます。ただいくら五次元世界のすばらしさ、自由さ、美しさを三次元世界の人たちに語って聞かせても、理解されることはなく、覚者や生き神さまとして崇め奉られるだけでした。

解脱とは、三次元世界の輪廻転生から自由になることです。

覚醒とは、五次元世界に目覚め、五次元波動で生きることです。

新世紀2000年（ミレニアム）頃から過去生と未来生と平行次元が「今この時」に収束を始めました。2018年にはその収束がMAXに至り、すべての過去生、未来生、その平行次元たちが「今この時」の中にあります。同時に三次元世界と五次元世界も「今この時」に存在しています。

①三次元世界だけに両足で立っている人。
②三次元世界に軸足を置いたまま、五次元世界を少しだけ踏みしめている人。
③五次元世界に軸足を移したけれど、まだ少し三次元世界も踏みしめている人。
④五次元世界に両足で立ちながら、三次元世界を眺めている人。
⑤三次元世界など捨て去って、五次元世界を闊歩《かっぽ》しながら楽しんでいる人。

2020年末までは、三次元世界と五次元世界は同じ「今この時」に存在していますが、２０２１年からは三次元世界と五次元世界とはどんどん離れていき、２０３２年前後には完全に分離して互いに見えなくなってしまいます。

　三次元世界と五次元世界が離れ始めると、もう両方の世界に足を置くことはできなくなるので、三次元世界からの解脱は、再び輪廻転生のガチャに賭けるしかなくなります。

　次にこのような解脱覚醒の大チャンスがすべての魂たちに訪れるのは、数万年後（地球時間）数万回の輪廻転生後だと言われていますが、「これが最初で最後だよ」とコソッと教えてくれる宇宙意識体や神意識体も多いのです。

　そんな三次元と五次元が混沌《こんとん》としている「今この時」は解脱即覚醒ではなく、解脱と覚醒の間にワンクッションのタイムラグが存在しています。

　三次元世界を解脱したけれど、五次元世界の波動にはまだ覚醒できていない魂が急増しています。

　三次元世界と五次元世界はぴったりと接合しているので、容易に解脱即覚醒できそうなものですし、実際にヒョイと軸足を移してしまうだけのことなのですが、「近いほど遠い、遠いほど近い」宇宙の理のトラップを踏んでしまった魂たちです。日本から韓国へ行くのに、日本―ハワイ―アメリカ横断―イギリス―ヨーロッパ横断―インドーシンガポール―北京―韓国と大遠回りするようなものです。

三次元での解脱と五次元への覚醒の間には、何があるのでしょうか？

解脱即覚醒だった三次元世界では解脱すると、このような場所に到達するとされていました。

「あらゆる観点から見て安全だが到達しがたい場所があり、そこでは年を取ることも死ぬこともなく、苦しみもなければ病気をすることもない。ニルヴァーナ、あるいは苦痛からの解放、あるいは完全性と呼ばれている場所こそがあらゆる観点から見て安全で、幸福で、静寂な場所であり、偉大な賢者たちがそこに到達できる。そこはあらゆる観点から見て永遠の場所であるが到達しがたい。そこへ到達した賢者は悲しみから解放され、存在の流れを終わらせた」（ウッタラディヤヤナ・スートラ）

これは「龍神覚醒術」で最初に到達する「空と無の世界」そのものの描写です。

空と無の世界は、三次元波動の世界でも五次元波動の世界でもない、時空間も次元も超越した世界です。

そこは宇宙意識体や神意識体が「最も安らげる、癒やされる、安心できる場所」だとお墨付きをくれた世界です。ここではすべての波動が浄化され、癒やされ、蘇生され、活性化されます。

そこは宇宙の源であり、生命の根源がこの空と無の世界の中にあります。

三次元世界では、解脱即覚醒に見えていたプロセスでしたが、五次元波動の目で見ると「解脱─空と無の世界─覚醒」だったことがわかります。

魂は三次元世界を解脱すると、まず空と無の世界へ入ります。そこで魂の波動は浄化、蘇生、活性化されて、五次元波動となって覚醒を迎えます。

解脱＝死だった頃は、空と無の世界で浄化蘇生された魂は、新しい宇宙、新しい星、新しい生き方を自由に選択することができました。

２０１８年以降、特に２０２０年末までは生きたまま解脱して、そのままの心身で五次元世界へと覚醒します。

「あっもう五次元なんだ！」と気づいて、軸足を五次元世界に移すだけで、誰でも簡単に即身成仏できるのです。

これは本当にすごいことです。宇宙のさまざまな宇宙人たちが大注目するのもムリはありません。

数万、数十万回も輪廻転生してきた中には、多くの僧侶だった過去生が誰にでもありますが、そんな僧侶だった過去生たちが「今この時」の即身成仏へと、私たちを難行苦行しながら押し上げてきてくれたことを思うと、自己卑下したり、恐怖におののいたりして躊躇《ちゅうちょ》している時ではないことがわかります。

三次元世界に両足で立っている人は、いつかは三次元世界の万病で死を迎えます。三次元世界に軸足を置いたまま五次元世界を少しだけ踏みしめている人も、エイヤッと五次元世界に入らない限り、いつかは三次元世界の万病で死を迎えます。五次元世界に軸足を移したけれど、まだ少し三次元世界も踏みしめている人も同じです。守護霊や守護神たちが、必死で五次元世界に立つように背中を押してくれていますが、何かが怖いのでしょう。なかなか三次元世界を捨てきれません。

このタイプの中に、三次元の万病と奇病を併発して苦しんでいる人がいます。龍神医学は、これらの三次元と五次元の両方に足を置いている人たちのためにあります。

五次元世界に両足で立ちながら、三次元世界を眺めている人と、三次元世界など捨て去って五次元世界を闊歩しながら楽しんでいる人には、もう病はありません。三次元世界で持っていた病も気にならなくなり、消滅へと向かいます。

三次元世界を解脱しないまま、五次元世界に覚醒してしまった人たちも増えていま
す。

「そんなこと、できるの？」

三次元世界と五次元世界がワンワールドになっている今だからこそ、解脱なしの覚醒も容易に起こります。

解脱できていなくても、五次元世界をのぞき見ることはできるし、五次元波動の神々や宇宙人たちの声を聞くこともできます。

解脱できていないと、三次元世界の我欲とエゴと煩悩は浄化できていません。そのまま我欲とエゴと煩悩の色眼鏡をかけたままで、五次元世界を見ることになります。すると三次元波動の特徴であった優劣や競争や支配で、ベットリと上塗りされた五次元世界を見てしまいます。本当は愛の宇宙なのに、戦争や悪い宇宙人や資源奪取で冒された三次元波動のままの五次元ワールドが見えてしまいます。

三次元世界を解脱できていないと、空と無の世界も実体験できません。五次元波動に覚醒はできているので何となくは想像できますが、ここでも三次元の我欲とエゴと

煩悩の想念が邪魔してきます。

空と無の世界に住む龍神たちも、牙《きば》を剝《む》きだし邪毒を吐く悪龍の姿となって現れます。

愛の波動の化身である龍神が毒語や淫語《いんご》を吐き出した時に、「私はまだ解脱できていない」と気づけば救われますが、多くの人たちが我欲とエゴと煩悩に負けて愛を見失ってしまいます。

このような三次元世界を解脱できていない人たちには、三次元の万病が襲いかかってきます。

解脱のキーワードは財、愛、病、生きがいです。

病は財の虚《むな》しさを教え、浅はかな愛を食い破って五次元の愛に気づかせてくれます。解脱せずに五次元波動に覚醒した人たちには、この病が両親や家族や伴侶を冒すことも多く見受けられます。大切な人が大病して財と愛を失うことが、我欲とエゴと煩悩からの解脱への最短コースだからです。親の死、伴侶の死、子どもの死……死に向きあうと財の夢から醒《さ》め、愛に生きることができます。死病が治る奇跡はあまり望めませんが、五次元世界での新しい愛の出会いの中で、「あなたはもしかして?」の魂の再会を果たすことは期待できます。

「そんなことでいいの？」

五次元波動の愛の世界では、それで最高に幸せなのです。

解脱せずに覚醒した人は、幽幻病に冒されることもあります。

四次元の黄泉の世界の覚醒をスルーしたまま、いきなり五次元波動に覚醒すると、三次元世界と黄泉の世界の狭間に漂う怨霊や死霊、動物霊たちが、悪夢や幻覚妄想となって現れることがあります。過去生や平行次元のもうひとりの自分が、幻聴や幻視となって現れることもあります。

我欲とエゴと煩悩の色眼鏡を通して見る怨霊や死霊、動物霊たちは、邪悪さに満ちているように感じてしまいます。「黄泉の国は恐ろしい悪鬼魔物の国だ」という伝聞は、三次元世界を解脱しないまま、黄泉の国に足を踏み入れてしまった修行者や呪術師、覚者たちの世迷《よま》い言《ごと》です。

解脱せずに覚醒した人は、次元病に悩まされることがあります。五次元波動に心身魂がうまく適応できずに生じるのが次元病です。

三次元波動の我欲とエゴと煩悩が染み込んだ心身は、五次元波動の地球や宇宙にうまく馴染《なじ》めません。五次元地球の重力磁場や時空間グリッド、宇宙エネルギーにうまく適応できず、自律神経失調症や免疫不全、性機能障害や不妊症、認知障害や高次脳機能障害、幻覚妄想などに悩むことになります。

三次元の解脱なしで五次元宇宙に覚醒してしまうと、宇宙人病になることもあります。

宇宙人であった記憶が蘇ると同時に、宇宙人であった「本当の自分」の心身も蘇ります。

地球の重力を重く感じたり軽く感じたり、太陽風の日々の変化を如実に感じたり、太陽・地球・月の重力磁場の変化に心身が翻弄されたりします。

平行次元の「もうひとりの私」との入れ替わりが頻繁に生じたり、車や壁などの物質が波動的に透けて見えたり、時間が巻き戻ったりスキップして早送りになったりします。

宇宙人たちとのテレパシーが幻聴のように聞こえてきたり、平行次元の近未来を幻視してしまうこともあります。

三次元世界と五次元世界を股にかけている人たちは「今この時」を迎えて、三次元世界のどん底病と次元の狭間の次元病と五次元宇宙の宇宙人病という奇病に苦しんでいます。これらは、三次元世界の医学では、その原因も機序も治療法も不明な奇病ばかりです。

拙著『幽幻医学』で書いたように、幻覚妄想＝統合失調症＝向精神病薬のマニュアルの如《ごと》くに、五次元の宇宙人病も、今の三次元世界の医学では精神障害、心身症、自律神経失調症、詐病……で検査漬け＆薬漬けにされてしまいます。

三次元世界に軸足を置けば置くほど、三次元世界の万病が表に出てきます。当然ですが、三次元医療で徹底的に対症療法されます。

五次元波動に感応して、「それだけは勘弁して……」と統合医療や代替医療に逃げ込んでも、結果は同じようなものです。鍼灸按摩の経絡経穴チャクラ療法も、音叉《おんさ》やボウルや声明《しょうみょう》による波動量子療法も、祈りや呪術や森羅万象さまざまなエネルギー療法も、三次元波動の施術者が三次元波動の施設で行う限り三次元の万病にしか効きません。

三次元の万病が癒えても、まだどこかしっくりこないのは、三次元と五次元の狭間で起こるさまざまな龍神病が残っているからです。

これらの龍神病には、五次元波動の治療が必須です。施術者も施設も五次元波動でなければ、奇病には向き合えません。解脱・空と無の世界・覚醒のプロセスを自らも歩んできたかどうかが施術者に問われます。

五次元波動の施術者には、龍神病で苦しむ患者さんの龍神が見えます。この龍神に尋ねれば、龍神病の原因と治し方が見えてきます。時には龍神にもわからないこともありますが、五次元波動の施術者なら、患者さんの龍神に龍神病の原因と治し方を探しに行くように命じることができます。命じられた龍神は、空と無の世界をハブとして宇宙の隅々まで駆けめぐって、必ず主の龍神病の原因と治療法を持ち帰ってきてくれます。

龍神病の原因をひとつ治療する毎に、患者さんの心身の波動が五次元化します。魂の波動も五次元化します。

するとそれまでの三次元世界の人生が、一気に五次元世界の新しい人生へと変わります。

病の変化にはなかなか気づけないものですが、仕事や人間関係、日々の食事や暮らしが一変してしまうこともよく起こります。2018年以降の「今この時」では、三次元波動の浄化が急激に起こるので、住まいも仕事も伴侶も家族も1年前には想像もできなかったような大変化を迎えてしまう人もいます。それは龍神病が治り始めた兆しでもあります。

龍神病の原因をひとつクリアすると、その奥から別の原因が現れることもあります。魂の波動の浄化とはそういうものなのですが、やはり患者さんは焦ります。「なんだ全然良くなってないじゃないの！」とガックリ来てしまうと波動が下がります。

そこは岡目八目《おかめはちもく》。伴侶や家族が五次元波動なら「ここが良くなってるよ。ほら、ここも良くなってるよ」と励ますことで、五次元波動に戻すことができます。通院している龍神病の患者さんたちには、どんなに波動と魂が凹《へこ》んでいても、必ず五次元波動に戻してお帰しします。

龍神医学は、五次元波動の療法です。

まず三次元波動からの解脱へ導きます。

次に空と無の世界で心身魂を浄化、蘇生、活性化します。

そして無病息災の五次元世界で龍神病を根治します。

五次元世界は、万病平癒を祈願された薬師瑠璃光《るりこう》如来さまの世界です。

お薬師さまの慈愛の波動で病に向きあう時、病は「気のせい」になり、やがて霧散してしまいます。

龍神病は未知の病ばかりですが、「恐るるに足らず」とお薬師さんは笑われます。「宇宙は愛がすべてです。愛で治らない病はありません。患者さんの中に愛を見つけてあげなさい。あなたが愛の人ならば、必ず愛が見つかります。患者さんが自分の中の愛に気づいた時、病は気のせいになります。愛がすべてを癒やします。愛こそが万病平癒の妙薬なのです」と、いつもお薬師さんはおっしゃいます。

第三章　宇宙人病

生き霊の正体は自分だった……このようなことが起こるのは、中身が宇宙人のケースがほとんどです。

龍神カルテ⑤

宇宙人病

ある青年が2019年1月のある夜、夢を見ました。

西洋の都会の広場にすえられた処刑台の上に、白い軍服を着て寝かされていました。無色の群衆が処刑台を取り巻いて、自分への罵詈雑言《ばりぞうごん》を吐きかけています。自分はただ呆然としているだけでした。

大きな剣で付け根から両足を切り落とされて、苦痛の中で失血死しました。死の直前には悔しさと恥ずかしさはありましたが、誰かを呪ったりはしませんでした。自分なのに自分ではない不思議な感覚のまま、軍人の亡骸《なきがら》から浮かび上がりました。

なぜ処刑されたのか？　も夢の中でわかっていました。

それは、町をひとりでパトロールしている時に、不審な人物を発見して追跡した場面でした。追いつめて捕まえようとした時、不審者の仲間たちが現れて、この軍人は逆に不審者たちに捕らえられてしまいました。

不審者たちは町中に、この軍人の悪口雑言を並べ立てました。そして結局、この軍人が悪人にされて処刑されたのでした。

この夢の中に出てきた人物たちの中に、今の青年が知っている人はいませんでした。


この夢から醒めた翌朝、この青年の両足はまったく動きませんでした。痛覚や触覚もありませんでした。それは幻肢《げんし》の逆で、両足があるのに、ないのです。

もちろん大病院で詳しく検査を受けましたが、「?・?・?」でした。神経内科では、ギラン・バレー症候群かもしれない、と言われましたが、それが今の西洋医学の限界なのも仕方ありません。

それから約1ヶ月のリハビリで、ようやく歩けるまでに回復しましたが、軍人の両足が切断された股関節付近は長い間、痛みが残っていました。

同じ処刑の夢は二度と出てきませんでしたが、それ以後も何度か両足のマヒが現れて歩けなくなりました。この症状のぶり返しも、この青年と家族に関わるある理由と関係していることが華佗診でわかりました。

この青年は最近、突然、怒った猫のようなうなり声と猫の逃げ足で這うような動作をする発作が起きるようになりました。その発作は数秒間ですが、その間の本人の記憶はありません。猫の発作は、自分の内から猫のような別人格がわきあがってくる感じがしましたが、猫は自分の意識に何かを言ったり求めたりすることはありませんでした。

この猫の発作が現れる前から、自分の中に黒い大きな龍神が見えていたそうです。龍神が現れても嫌な感覚はしないので、大丈夫だ、という内なる確信はあったそうです。

家族には見えないのですが、自宅に男の人が訪ねてきて「この地域の地球磁場グリッドの管理をしている者です」と名乗ったそうです。しばらくの間、青年と男の人は何やら話をしていましたが、特にこれといった症状も問題もなく、そのまま男の人は帰っていきました。それ以後、男の人の来訪はありません。

さて、幸いにしてこの青年は精神科を受診しておらず、向精神病薬も他の薬剤も一切服用していませんでした。

華佗診で診ると、とても大きく立派な衛氣を持っている青年でした。それは完璧なシールドで、普通の人間の数倍大きな波動エネルギーシールドでした。

このような人は、宇宙人の波動ＤＮＡがとても濃厚な人です。宇宙人が人間の着ぐるみを着ているような、中身は宇宙人そのもののタイプです。

２０１８年にグランドオープンした五次元世界へと誘う宇宙エネルギーは、２０１９年に入ってますます増強しています。そのエネルギーの増強に呼応するかのように、五次元波動化する人も急増していますが、五次元化する際には、何らかの形で三次元波動を浄化するためのプロセスが起動します。

多くの人たちは、三次元世界の我欲とエゴと煩悩を手放す試練に翻弄されますが、幼児〜青年の中には、浄化のプロセスのスイッチが入った「お知らせ」として、このような過去生の夢と随伴症状が発病することがよくあります。

幼児の場合は、前世の記憶や生まれてくる前の雲の上の話を突然しゃべり出すことがよくあります。

この青年も、すでに五次元波動化が完了していて、五次元世界では誰もが持っているさまざまな感性がすでに目覚めていました。五次元の感性にただ慣れていないだけ、使いこなせないだけ……これは時間が解決してくれます。

この青年の猫の発作は、動物霊の憑依ではなく、幼少期に何らかの原因で内に入ってきた猫の意識体が今年、しっかりと覚醒した龍神に追い立てられるようにして表出しているもので、こちらも近々に自力で解決できるはずです。本人も「もう大丈夫です」と言っていましたから、大丈夫なのです。

食養生と生活養生の面では、ジャンクフードやネットの電磁波が、両足マヒの身体症状の再発と猫の発作を増強している可能性がありましたので、それに則した霊障医学的な食養生と生活養生をきちんとしていただくように指導して診療を終えました。

病は原因と意味に気づけば、治ります。

この青年の奇病は、五次元化のプロセスであり、食養生と生活養生をしながら気楽に過ごしていけば、そのうちに完治してしまう龍神病でした。

この青年はこの龍神病を発症しなければ今頃は……の平行次元も、華佗診を介して見えましたが、青年自身がすでに気づくべきことにちゃんと気づいてくれていたので、悲しい平行次元のお話はしませんでした。


拙著『霊障医学』『黄泉医学』『幽幻医学』が紡いでくれる縁は、どれも五次元波動で輝いています。

医院からの帰り道に、「薬を使わず気づきだけで平癒させるのが聖医ですよ。私の薬壺《やっこ》が空っぽな意味がわかったでしょう。今日はよくやりました。あの奇病を平癒できるのは、この世ではまだあなただけですよ」と、お薬師さんがねぎらってくださいました。

宇宙人病

今、多くの宇宙人たち（地底人も含む）が、三次元波動のこの世で暮らしています。

その目的のひとつは、地球意識体と地球に住むすべての生命体（植物、微生物、鉱物も含む）が、三次元波動から五次元波動へ一気にジャンプアップするという、宇宙でも稀《まれ》な大スペクタクルをリアルに体験することです。

もうひとつの目的は、多くの人間たちに五次元波動への目覚めを促して、古い三次元波動を解毒・浄化して、五次元世界へと誘《いざな》う役目を果たすためです。

昔から宇宙人たちは、地球人に情報収集用のモニターチップを埋め込んで、送られてくる地球人の暮らしぶりの情報を、母星や宇宙船で静かに観察していました。この世での人々の日々の生活や感情の機微、人間関係や愛情の構築具合などをずっとモニターしていたのです。

宇宙人がモニターチップを介して、その人間の思考や行動を支配したり介入することは、宇宙意識集合体の中の合意で禁じられていましたし、そんなことをしたいと思う低俗な宇宙人はいませんでした。

たとえモニター中の人間が病で苦しんでいても、明日の事故で死んでしまうとわかっていても、無差別殺人を起こそうとしていても、ただ静かにモニターし続けるだけでした。

1950年代に入ると、地球の五次元化に向けたプロジェクトが宇宙人たちの間で始まりました。

そのひとつとして、地球人の情報収集が強化されました。モニターチップの埋め込み個体数を急増させたのです。

モニターチップの埋め込みの多くは、地球人がまだ赤ちゃん～幼児の頃に、誰にも気づかれずに行われました。

退行催眠下で思い出していただいた赤ちゃん～幼児の時の宇宙人との遭遇記憶は、多くの方々に共通しています。それは、病院の新生児室から宙に浮かんで連れ出されて、近くの公園や畑に降りていた宇宙船の中へと入っていく記憶から始まります。

宇宙船の中で、無機質な部屋のベッドに寝かされて、宇宙人が指から光線を出したり、レーザー光線の器具を使って、まったく無痛のまま一瞬でチップを埋め込まれてしまいます。この時に見えた宇宙人の多くは、ヒト型宇宙人でした。頭髪はなく、指が長かったのが印象的だったようです。

そして再び宙に浮かんだまま、元の新生児室へと戻されます。この間の時間は止まったままのことがほとんどでした。

幼児の場合、公園や自宅でひとりで遊んでいる時に、宇宙人に連れ去られるケースも多々ありました。赤ちゃんと同様に宇宙船の中でチップを埋め込まれて、元の公園や自宅へと帰されますが、父母や近所の人たちが探しに来ているところに戻っていくケースでは、「無事でよかったね、大丈夫だよ、さぁ　お家へ帰ろうね」と、みんな喜んでくれたはずなのに、その夜になると、誰も「あの事件」のことはすっかりと忘れてしまっていて、なかったことになっていました。

この情報モニター用のチップは、主に脳の表面、特に脳幹部に近い後頭部と、心臓に近い胸骨部に埋め込まれています。もちろん三次元世界の医療技術（レントゲン写真、CT、MRA、超音波など）ではまったく検知できませんが、氣功や経絡診などの波動量子診療では「何かあるぞ」と検知できます。

このモニターの動力源は、人間からエネルギーを搾取することは一切ない設計になっているので、モニターされていたことで知能的、性格的、肉体的に問題が生じたり、慢性疲労やうつ気分や過食になったり、逆に天才秀才やオリンピック級のアスリートになったりすることはありませんでした。

この情報モニターチップは、30年～50年ほどでお役御免となり、モニターしていた宇宙人が遠隔操作でチップをオフにしてしまえば、何事もないまま、人間が死ぬまでそのまま放置されるのが常です。それは多くの場合、モニターチップの寿命が来たのではなく、観察していた人間の生きざまに興味がなくなってしまったので、スイッチオフになりました。人生の展開がとても興味深い場合は、死ぬまでモニターされ続ける人間もいます。

人間の着ぐるみを着て、地球で生活している宇宙人も急増していますが、このような中身が宇宙人の人たちにも、モニターチップが埋め込まれています。この場合は、宇宙人の母船や母星とのコミュニケーションのための連絡用モニターとして作動しています。

埋め込まれる場所は、情報モニターチップと同じですが、中身が地底人の場合は、尾骨・仙骨にもうひとつチップが埋め込まれていることが多いです。

この中身が宇宙人の方のチップは、永久に作動しながら、地球上での事故や災害や病気から「それとなく」守るように働いています。ただ、無病息災家内安全のままでは、せっかく地球人になった意味がありませんので、事前に設定した通りに、どん底病の発病を促す働きもあります。

もし中身が宇宙人の人は、もうチップは要りません！　と宣言すれば、チップは機能停止して、やがて消えてしまいます。

五次元世界では、宇宙人も地底人も地球人も一緒に仲よく暮らしています。テレパシーを誰もが使えるので、モニターチップは不要になります。自分が宇宙人だったこと、地球に降りて来ようと思ったことも思い出します。

もう三次元世界をモニターする必要もありません。古い三次元世界は、五次元世界の人たちの記憶からも消えてしまいます。

２０１２年頃からの五次元波動化への誘いに、心身魂が反応して覚醒を始める人が年々、増えてきました。

五次元波動化が始まると、第三の目が開き、左右の大脳が合一して、ひとつのエネルギー体となります。松果体や脳幹部もクリスタル化して、ゆっくりと変容しながら膨大してきます。胸骨部にあるハートのトーラスも五次元化して、とても強く美しい五次元波動エネルギーを放ち始めます。

これらの変化は、埋め込まれていたモニターチップにも影響を及ぼして、さまざまな不定愁訴や不思議な感覚、異次元の能力が目覚め始めています。

めまい、動揺感、頭痛、幻視や幻聴、動悸《どうき》や不整脈、狭心症症状や胸痛、多夢や精神の不安定感などの心身の症状が、特にこの数年間で急に悪化している場合は、この宇宙人病の可能性があります。

幼少期からずっと40年間も、両目の視野にチカチカした無数の光があふれ出ていて、日常生活に支障を来してきた方を華佗診で診ると、後頭葉の視覚野を包み込むようにモニターチップが入っているのがわかりました。

松果体も脳幹部もすでにクリスタル化が進み、五次元変容を遂げていましたが、身体全体、特に大脳のまわりには、ひどい食毒や環境毒が、ヘルメットのように被《おお》い包んでいました。

後頭葉に剣山のように突き刺さっていたモニターチップは、クリスタル化して膨隆してきた松果体と脳幹部に押し出される形で、後頭葉から剝離《はくり》しようとしていましたが、モニターチップの外側に広がる食毒や環境毒などの毒のヘルメットが、外れようとしているモニターチップを脳へ押し戻す形となっていました。モニターチップは内外からの波動エネルギー的な強い圧迫で暴走状態になっており、それが最近の目の症状の悪化に繋がっていました。

この方の自然医学的な治療は、まず食養生！　です。徹底的に食養生とデトックスすると同時に意識を五次元化すれば、２０２０年末までには平癒する、と診ました。


別の50代男性は、繰り返される狭心症症状で悩まれていました。心臓病専門の病院をいくつも受診しましたが、どこでも不安定狭心症や無症候性心筋虚血と診断されるだけでした。ずっと狭心症や高脂血症などの薬を飲み続けていますが、数年前にはとうとう冠動脈拡張術とステント挿入術をされてしまいました。それでも狭心症様の症状は、消えるどころか増える一方でした。

華佗診で診ると、胸骨の裏側にモニターチップが見えました。この方もやはり食毒、香毒、環境毒と仕事のストレスが全身に拡《ひろ》がり、経絡の氣の流れと生体エネルギーの流れに大きな乱れがありました。このためハートのトーラスの姿形も回転軸もひどく歪んでいて、それがモニターチップを異常緊急モードにしていました。

モニターチップが何とか心身の毒汚染と生体エネルギーの循環不全を知らせようと、心臓に向けられていた剣山の山にアラーム信号を発火させていたのです。

この方にも、まずは食養生と心身の深い休息を指導しました。ステントは余分ですが、入れてしまったものは致し方ありません。墓場まで持って行っていただくことになりました。

人間に挿入したモニターチップを介して母星や宇宙船から、今まさに最盛期を迎えている地球の五次元波動化を静かに眺めている宇宙人たちの他に、実際に自分自身でこの大スペクタクルを体験したい！　と地球に降りて来た宇宙人たちも大勢います。

そんな宇宙人は、地球人の着ぐるみを着て、地球生活を楽しんでいます。

そんな患者さんを華佗診で診ると、ライチの実のように見えます。地球人の固い殻を被ってはいますが、中身はきれいな五次元波動の宇宙人のエネルギー体が見えます。

この中身が宇宙人のタイプの方々は、地球が五次元波動に目覚め始めた2012年以降に、なにがしかの奇病を発症したり、幻視や幻聴、幻覚妄想が悪化したりしているのが特徴的だ、と言えます。

どの患者さんも、財、愛、病、生きがいのどん底病の極みで、「もう死にたい」「早く楽になりたい」となった時に、不思議なご縁で華佗診へと導かれて来られます。

どん底病＝宇宙人病だとも言えます。

このどん底宇宙人病の方々に共通した口グセがあります。

「早く帰りたい」

どこに？　と尋ねても、明瞭な答えは浮かびませんが、龍神覚醒術や光の前世療法のおかげで、そんな宇宙人たちが帰りたがっている場所は、「空と無の世界」であることがわかっています。そこは、宇宙で最も安らげる場所、最も癒やされる場所、故郷の星への中継地であり、神々や宇宙意識体の慈愛に抱かれる聖地です。

地球生活でのどん底は、宇宙にはない数々のネガティブな体験をさせてくれます。

ワクワク&ドキドキしながら地球に降りて来ましたが、あまりの辛さに音を上げてしまいます。スリルと恐怖のジェットコースターに乗って、途中で「もう降ろしてくれ！」と叫んでいる状態です。

実は、そうなるように、ちゃんと人生計画をしてきたのは当の宇宙人なので、そんな悲惨で悲壮な絶体絶命感を、こころの奥底、魂のレベルで、どこか楽しんでいることに薄々気がついていることも、このどん底な宇宙人病の特徴です。

人間の着ぐるみを着ている宇宙人たちは、何らかの形で三次元世界の我欲とエゴと煩悩の美味を味わうように人生計画をして来ています。

その美味な果実をいつ手放すのか？　によって、五次元化の大スペクタクルの味わい方も異なってきます。

２０１２年頃から地球意識体と一緒に五次元波動に目覚め始め、２０１８年の地球意識体の五次元化と共に、一気に五次元波動化に入ってしまった宇宙人たちは、長く苦しいどん底をくぐり抜けながら、三次元の美味な果実を、ひとつひとつ剝《は》ぎ取られるように手放してきました。それはまるで茨のジャングルにナタひとつを持って分け入って、全身傷だらけになりながら道を切り開いてきたような人生でしたが、多くの智恵と愛を育むことができた、と魂レベルでは満足しています。

中身が宇宙人の方々に起こる宇宙人病のほとんどが奇病ばかりです。その症状は、幻視幻聴、幻覚妄想、霊障や憑依感、意識喪失感や離人感、悪夢やデジャブ感、めまいや動揺感、頭痛や胸痛、頻拍症や過換気症状、電磁波過敏症や重力過敏症、皮膚炎や筋炎、発汗異常や色素異常症など多岐多様にわたっています。

このタイプの宇宙人病は、「私の中身は宇宙人だったんだ」と気づくことで緩和されます。その上で、五次元波動化を完成するために、

① 三次元世界の毒に冒されていた身体をデトックスすること。
② 我欲とエゴと煩悩に冒されていた心身を浄化解放すること。
③ 恐怖と不安に呪縛されていた「内なる自分」を救済すること。

これらをクリアしていけば、宇宙人病は平癒できます。

研究熱心な宇宙人や冒険家の宇宙人たちは、地球の五次元化という大スペクタクルからもっと多くのことを学んだり、より楽しむために、どっぷりと三次元波動だった過去生をいくつも生きてきています。

今生の平行次元をいくつも作って、さまざまなシチュエーションで、五次元化を多面的に体験している宇宙人もいます。

すべての過去生は、五次元世界へは持ち込めません。今生の三次元波動のままの「もうひとりの私」も五次元世界へは連れて行けません。

過去生と平行次元の「もうひとりの私」が多ければ多いほど、沈む運命のタイタニックのような三次元地球号に乗った人たちのさまざまな人間模様と人生ストーリーを、幾重にも折り重ねながら、色濃く実体験していくことができます。

すべての過去生たちと三次元波動のままの平行次元たちは、２０２０年以降、海の藻屑《もくず》となって永久に消えてしまいます。

そんな消えゆく運命の「もうひとりの私」たちが、五次元波動になった「本物の私」に生き霊となって取り憑き、奇病を引き起こすことがあります（第二章　Ｐ１２４～１２９）。生き霊の正体は自分だった……このようなことが起こるのは、中身が宇宙人のケースがほとんどです。

このちょっと厄介な「自分の生き霊」の霊障病の治療には、イザナミの術を用います。

①龍神化身術で、「本物の私」を五次元化世界にしっかりと立脚させます。
②龍神覚醒術で、過去生と平行次元の「もうひとりの私」たちを黄泉の国へ送り届けて、イザナミさま（伊弉冉神）に託します。
③龍神覚醒術で、今生の未来の「もうひとりの私」たちを宇宙の根源へ送り届けて、サムハラの大神さま（天之御中主神《あめのみなかぬしのかみ》）に託します。
④龍神覚醒術で、「内なる私」が抱える恐怖と不安を浄化解放します。
これらの手順を踏んで治療していけば平癒しますが、ここまでの治療を要する宇宙人病の方は極めて稀です。

地球人の着ぐるみを着た宇宙人の多くは、宇宙人病を発症しないまま、地球と人類の五次元化を迎えています。２０２０年以後に起こる三次元世界と五次元世界の分離の中で、この着ぐるみ宇宙人たちがどうなっていくのか？　は未詳ですが、近未来のビジョンを垣間見ると、三次元世界の終焉《しゅうえん》から命からがら逃げ出してきた宇宙人たちに、宇宙人病が大流行している未来生もあります。
五次元の宇宙には、病はありません。宇宙には医神さまもおられますが、薬師如来さまのように特定の病を治す医術や医療に詳しいわけではなく、慈愛と感謝で万病平癒することを説かれるだけです。

宇宙病の患者さんの光の前世療法や龍神覚醒術を介して、宇宙の医神さまや薬師如来さまに宇宙病のことを尋ねても、「そんな病は知りませんね。それはどんな病なのですか？」と反対に尋ねられてしまうばかりでした。

三次元波動から五次元波動へと、惑星とその住人が波動をジャンプアップすることは、宇宙でも珍しいことなので、その過渡期に発症する宇宙人病もある意味、未知なる体験だ、と言えます。

病を知らない宇宙人たちだからこそ、病を実体験したい！　と思ったのでしょう。あれだけ死にそうに絶叫していたジェットコースターがプラットホームに戻ってきた時、「あぁ楽しかったねぇ。やっぱりスリルは最高だわ」と、ガクガク震えている膝小僧を隠しながら笑っている宇宙人たちがとても愛しく思えます。

地球人の着ぐるみを着た宇宙人の中には、五次元波動を三次元波動へと落とす波動調節シールドを、傷つけてしまったり、穴を開けてしまったりする『あわてん坊』な宇宙人もいます。それは、海に潜るのに必要な潜水服に、穴を開けてしまうような『事故』です。

波動調節シールドを損傷すると、三次元波動体がさまざまな形で流れ込んできますが、そのほとんどはネガティブな闇の波動体です。それは、悪霊や生き霊、動物霊などの霊障体だったり、幻覚妄想の幽幻体として、心身に憑依して奇病を発症させます。

波動調節シールドを損傷すると、地球の重力や磁場、電磁波や宇宙からのエネルギーの変化に由来した奇病も発症してしまいます。

重力がハートのトーラスに流れ込んできた胸部圧迫感、地球の磁場のゆらぎに反応した動揺感、電磁波に思考を奪われる離人感、宇宙エネルギーが損傷部位から三次元世界へ漏れ出していく喪失感、地球エネルギーが仙骨を突き上げてくる浮遊感などを、これまでに診てきました。

このシールド損傷タイプの宇宙人病の治療は、とても難しいことが多いです。シールドの損傷をどうしたら修復できるのか？　が皆目わからないからです。

神さまたちや宇宙人たちに尋ねても、「そんな病は知りませんよ」の答えが返ってくるだけです。

そこで活路を開いてくれるのが龍神たちです。

患者さんの龍神に、ヘルパーの黒い龍神を付けて、「この波動調整シールドの損傷を治しなさい」と命じます。

すると龍神たちは、宇宙を駆けめぐって、「何か」を持って帰ってくれます。

その「何か」を直感のままに使います。これを毎日続けます。

龍神たちが「何か」を持ち帰ってくれるまで、数日を要することもあるので、焦りは禁物です。龍神と直感を信じて、じっと待ちます。

この時、とても大切なことは、五次元波動で待つことです。三次元波動になってしまうと、遠く時空間を超えて旅立った龍神たちは、帰って来られなくなります。


龍神が宇宙から持ち帰って来てくれた、シールド損傷を治す「何か」のひとつが、培養細胞シートを重ねあわせたようなバイオフィルムでした。

五次元宇宙人が着る波動調節シールドですから、当然、それは五次元宇宙の技術です。三次元世界の技術に例えるなら、心臓や角膜の手術に用いる培養細胞シートに似ています。

それは、さまざまな培養細胞シートを何層にも折り重ねて、ワンワールド化したバイオフィルムで、中に神経伝達系はありますが、血管リンパ系はありません。

エネルギーは、宇宙エネルギーをフィルム面から吸収するだけですので、患者の宇宙人にはまったくエネルギーロスは生じません。フィルムの神経伝達系は、患部に波動量子エネルギー的に浸潤して、患者の宇宙人の中枢神経系と意識体に繋がるので、患者の宇宙人は、元々のシールドと修復されたシールドを、違和感なく同じシールドとして使いこなすことができます。

このシールド修復バイオフィルムは、患者が笑顔、幸せ、楽しい、うれしい時に増殖を早めます。もし、落ち込んだり、ネガティブだったり、泣いてばかりだと、エネルギーが枯渇して死んでしまいます。

三次元世界では、感情を押し殺したり、我慢や自己犠牲をするのを美徳とする風潮がありました。

五次元世界は、女性性が解放された世界です。誰もがテレパシーと直感力を使うので、もう嘘や我慢は通用しません。

波動量子エネルギーはとても強力です。それは、誰もが自由で、嘘偽りなく正直で、愛に生きている五次元世界だからこそ、使いこなせるエネルギーです。

三次元世界の人間が、そんな強力なエネルギーに目覚め、我が物顔で使おうとした時代もありましたが、すぐに破綻して、その文明は消滅してしまいました。我欲とエゴと煩悩の三次元人には、絶対に使いこなせない宇宙エネルギーだったのです。

龍神が持ち帰ってくれたバイオフィルムも、そんな波動量子エネルギー体です。

三次元世界では、使いこなせないし、使ってはいけない禁断の医療品です。

五次元世界では、普通に誰でも使っています。コンビニのカットバンやバンドエイドのようなものです（五次元世界にコンビニはありませんが）。

五次元世界でも、ごく稀に事故や災害で外傷を負うことがありますが、ほとんどのケースが、このバイオフィルムで治ってしまいます。もちろん後遺症も傷跡も残りません。


波動調節シールドが損傷していると、胸骨角部のハイハート・チャクラにある「愛のポータルボール」も機能不全に陥っていることがよくあります。宇宙人の多くは、この「愛のポータルボール」で、宇宙の愛のエネルギーを『呼吸』しています。

三次元人間の胸骨角《きょうこつかく》は、ちょうど気管分岐部の上にあります。波動量子的に診ると、この胸骨角のあたりに、超次元波動のボール状の愛のエネルギー体を触れます。

波動調節シールドが損傷していない宇宙人タイプの人の「愛のポータルボール」は、まるでホワイトホールのように、宇宙の愛のエネルギーを、有限無限、陰陽波動、時空間を超越した超次元レベルで放出しています。それは神でもあり、宇宙でもあり、生命そのものでもあります。

波動調節シールドを損傷してしまうと、この「愛のポータルボール」のある胸骨角部を中心に、重力波が異常なストームを起こしているような重力感を覚えたり、地軸や地殻の揺らぎによる動揺感を覚えたり、地磁気や太陽風の乱れによる気持ちの悪い浮遊感を覚えたりします。波動調節シールドに大穴が開いていると、意識が異次元宇宙や別の宇宙に持って行かれてしまう「気虚《ききょ》」のような症状になることもあります。

この「愛のポータルボール」の異常を治すためには、まず波動調節シールドを修復しなければいけません。シールド修復バイオフィルムで創傷部位を修復しながら、次に述べる「まぐ愛マッサージ」で、この「愛のポータルボール」を育んでいきます。

「愛のポータルボール」は超次元レベルのエネルギー体ですが、幸いなことに五次元波動の愛には反応してくれます（三次元波動の愛には反応しません）。

胸骨角部は、ちょうどネックレスの宝石が肌に触れるところです。古《いにしえ》の縄文人たちは、宝石たちが持つ固有波動力を、この超次元の「愛のポータルボール」を介して宇宙エネルギーへと繋げることで、重力をコントロールして巨大な物体を運んでピラミッドを作ったり、磐座を飛ばして世界中を旅したり、地球意識体と繋がって衣食住の幸を得たりしていたのでしょう。

自分の手を当てて静かに祈り願うだけでも、「愛のポータルボール」を修復することはできますが、愛の伴侶の手を添える方が数十倍もの効果を実感できます。

もうひとつ、波動調節シールドの損傷を治す手立てがあります。

それは、まぐ愛マッサージです。

宇宙は愛です。三次元の宇宙も、五次元の宇宙も、愛がすべてです。

三次元宇宙と五次元宇宙で普遍的に共存できるものは、愛です。

華佗診で、「この病は、宇宙人の波動調節シールドの損傷が原因ですよ」と診断をお伝えしながら、損傷部をある程度までなら修復治療することはできます。ただし、それだけでは完治しません。フォローアップの「まぐ愛」ケアが必要です。

愛の伴侶にしてもらうのが最幸ですが、父母や子ども、兄弟姉妹に、まぐ愛マッサージをしてもらっても構いません。五次元人の友人にお願いするのもよいでしょう。愛をいっぱい込めて、損傷部を中心に、ゆっくりと、やわらかく、祈りながらマッサージします。

掌を少し浮かせても、掌を肌につけても、どちらでも構いません。氣のボールをイメージしながらでも、愛の温《ぬく》もりを感じながらでも構いません。おしゃべりをしながらでも、静けさを楽しみながらでも構いません。

結果に一喜一憂しないでくださいね。五次元世界では、焦りは禁物ですから。ひとつ、気をつけることは、まぐ愛マッサージをしていただくのは、一日ひとりだけにしましょう。複数の氣が入ってくると、逆にシールドの損傷が悪化してしまう危険性があるからです。一晩寝た後の翌日なら、別の人にしていただいても構いません。

波動調節シールドの損傷が、命取りの病になってしまうことはありませんが、地球が五次元化を果たした今、古い三次元世界と五次元宇宙の波動の落差は、凄まじい勢いで損傷部に流れ込んできます。

それはまるで、小さなブラックホールを体内に持ってしまったかのような違和感と苦痛を生じます。

三次元宇宙と五次元宇宙が、体内でぶつかり合い、せめぎ合っていると診ると、奇病の正体が見えてくることもあるのです。

浄化病

五次元世界には、病はありません。もちろんガンもありません。ガンは、三次元世界だけの病です。

三次元波動から五次元波動へジャンプアップするには、心身魂の浄化が必須です。ガンは三次元の身体とこころの浄化病の代表格です。

三次元世界には、さまざまな毒が充満していました。身体に入った毒は各臓器、免疫システム、経絡経穴システム、こころと生きがいの波動を汚しました。

腎臓が毒で冒され波動が汚れると、腎不全になります。肺が毒で冒されると、呼吸不全に陥ります。膵臓《すいぞう》が毒で冒されると、糖尿病になります。腸が毒で冒され波動が汚れると、アトピーや乾癬《かんせん》になります。心臓の毒は不整脈に、子宮の毒は不妊症や筋腫に、耳の毒は難聴になります。脳の毒は我欲と煩悩を燃え上がらせて、脳卒中や脳腫瘍や認知症や精神障害になります。こころの毒は閉じこもり、自死、虐待・殺人犯になります。

東洋医学の世界では、氣・血・水で生命が成り立っています。アーユルヴェーダではヴァータ・ピッタ・カパで、チベット医学ではルン・ティーパ・ペーケンで、どれも氣・血・水に合致します。

三次元世界の毒に氣が冒されると、慢性疲労や孤独や悲哀、焦燥や嫉妬や憎悪、攻撃と破壊と絶望が悪化します。氣の毒は経絡経穴システムを冒して、自律神経系や免疫系を狂わせます。氣が滞ったり汚れると、原因不明の難治性疾患や免疫不全、精神疾患が現れます。

毒に冒された血は、身体の万病をもたらします。身体は最初、何とかして毒血を浄化しようと努めます。肝機能や糖尿の数値が悪化したり、手足のしびれや神経痛や肩こり・腰痛などが現れるのは、この血の浄化をがんばってくれている合図です。やがて身体は毒血を浄化しきれなくなり、身体中に毒血があふれ出します。

浄化病の代表はガンです。

千島・森下学説によれば、身体は毒血の敗血症で死んでしまうのを防ぐために、臓器のどれかひとつに毒血を集めます。毒血というゴミ集積場となった臓器がガンになります。西洋医学の三大ガン治療（手術・抗ガン剤・放射線治療）でいくらガンを取り除いても、再発や転移を繰り返してしまうのは、元々の毒血の発生を止めないからなのです。

ガンは毒血の集積場です。生きるために、ある臓器がガンとなって、毒血を一手に引き受けてくれたのです。

魂のレベルから見れば、ガンは生きるためのチャンスです。末期ガンと診断されても、まだ数週間、数ヶ月間の余命があります。宇宙も神さまもムダなことはしません。どんな末期ガンでも、ガンというチャンスを与えられたという時点で、ガンをクリアできるチャンスが必ずあるのが、宇宙の理であり神さまの慈愛です。

ガンという毒血の集積場を取り除くことも必要ですが、まずやるべきことは毒血を作るのを止めることです。

どうしたらよいの？　と迷っているヒマはありません。わからなければ、まず食養生と生活養生で、これまでの生き方をすべて一変させてしまいましょう。

我欲と煩悩と常識がすぐに邪魔してきますが、そこで問答無用！　と叫べるかどうかです。

余命数週間と宣告された末期ガン患者さんが、古い自分をちゃぶ台返し！　して治ってしまった症例報告が、今では普通に見つかります。もう末期ガンの治癒も奇跡ではなくなりました。キーワードは食養生と生活養生です。

三次元世界の毒は、水も冒します。水は波動情報の記憶庫です。今生の誕生（受精時）から今までのすべての心身情報を記憶しています。アーユルヴェーダの脈診は、この心身情報を脈の波動から読み取ります。

今生だけではありません。水は過去生や平行次元の情報も記憶しています。

身体を持たない魂の記憶も、生まれる前に今生の計画を神さまと一緒に立てた時の会話も、水は記憶しています。今生の何時、どんな病が生じて、その病から何に気づき、何を学ぶのか？　その病を介して、誰とどんな出会いをするのか？　そんな未来の人生計画の情報も、水を通じて身体中の細胞臓器が共有しています。

水が三次元世界の毒で冒されて波動が乱れると、水が携えている過去生や平行次元の情報に封印されていた邪悪な呪いや魑魅魍魎《ちみもうりょう》が現れます。過去生や平行次元を股にかけて、いつも殺しに来る悪魔のような意識体が、今生の誰かにインプットされたりウォークインしたりすることもあります。ひどい霊障病や幽幻病の原因になることもあります。

先の大戦の沖縄戦でガマ（洞窟）に逃げ込んだ少女が、飢えと渇きに苦しみながら毒水を啜《すす》ってしまい、全身が灼熱《しゃくねつ》地獄に焼かれながら死んでいったという過去生が、今生の霊障病の原因だった患者さんがおられました。

この方は、典型的な過食による水毒の患者さんでしたが、この過去生の沖縄の少女との対話で、「あれほど水に気をつけて！　と言ったのに」と少女から叱られて、ようやく今生での過食の根本原因が母子関係にあることに気づかれました。

毒に冒された水から漏れ出した過去生や平行次元の怨念や呪詛が、今生のガンを生むこともあります。

ガンの原因となった怨念や呪詛を、ひとつひとつ過去生や平行次元から解放していくことも大切ですが、三次元波動から五次元波動へ一気にジャンプアップしてしまえば、すべての過去生と平行次元は、空と無の世界に吸い込まれて、完全に浄化されて消えてしまうので、ガンの原因を一網打尽に消し去ることができます。

波動のジャンプアップの基本は、食養生と生活養生です。過去生や平行次元由来の霊障病や幽幻病、そしてガンの治療も、やはり食養生と生活養生が大切なのです。

塩は最強の浄化薬です。

食養生と生活養生は、まず毒を摂《と》らない、毒に近づかないことが大切です。

心身に入ってしまった毒を排毒するためにも、食養生と生活養生はとても役立ちますが、最も浄化に優れているものは塩です。

塩は、氣・血・水のすべてを浄化してくれます。特に水の浄化は、塩の独壇場です。

塩は体温を上げて、代謝を促進してくれます。免疫力と殺菌力を高めてくれます。

抗酸化力と蘇生力で、老化を防いでくれます。疲労倦怠《けんたい》感やうつ気分は、塩不足のサインです。

塩と言っても、精製塩は食毒です。浄化のためには、ミネラルが豊富な天然塩をしっかりと摂りましょう。

良質な塩を摂っている限り、塩の摂り過ぎは心配ありません。精製塩を摂ると万病になりますが、良質な塩を摂り過ぎても、不必要な塩分は、すべて尿で排泄《はいせつ》されてしまいます。これは、尿療法で毎日飲尿していると実感できます。酸化還元電位が最高値を呈する「ぬちまーす」をたっぷり使った食事を摂った翌朝の尿は、まろやかで美味しい海の味をしています。身体の喜びの波動が感じ取れるかどうか、で自分に合った塩を決めましょう。


浄化病の治療の特効薬は、愛です。愛がなければ、こころも魂も浄化することはできません。五次元世界は愛の世界です。愛がなければ、五次元波動にジャンプアップすることは叶いません。

三次元世界にも、三次元波動の愛はありました。しかし、三次元の愛は、我欲とエゴと煩悩に汚染された愛でした。三次元世界では、慈愛と感謝は深い闇で覆い尽くされてきました。慈愛と感謝の裏側には、いつも我欲とエゴがつきまとっていました。

三次元世界の喜びと幸せは、我欲とエゴと煩悩の成就でしかありませんでした。

五次元世界の慈愛には、裏表などありません。～だから愛しています。～してくれるから幸せです。そんな条件付きの愛は、五次元波動になれません。

五次元の愛は無条件です。ただ素直に好きなのです。誰が何と言っても愛しているのが五次元の愛です。

三次元世界は、愛の条件で束縛することが当たり前でした。三次元の愛は、低く弱い波動の愛です。だから、絶えず愛を何かの形で呪縛しておかないと、愛はすぐにしぼんで消えてしまいました。

私は、愛を何らかの条件で束縛していないかしら？

世の中では常識だと思われていること、自分でもそれが当たり前だと信じていたことが、愛を束縛していたと気づけると、愛の浄化が始まります。すべての浄化病の根本原因の中に、この三次元的な愛の束縛が潜んでいます。だからこそ、愛が浄化病の特効薬となるのです。

五次元世界は愛の世界ですから、必ず愛の伴侶と出会います。

浄化病の方は、三次元で発病した浄化病がまだ完治しきれない中で、五次元の愛の伴侶と出会います。愛の伴侶と共に五次元の慈愛と感謝と喜びと幸せを学んでいくに従って、浄化病はゆっくりと消えていきます。

病になったから、条件付きの愛を卒業できた。
病になったから、愛の伴侶にめぐりあえた。
病になったから、本物の慈愛と感謝と喜びと幸せを知ることができた。
そして病に感謝できた時、浄化病は完治します。

龍神カルテ⑥　死霊の祟り？

あるベンチャー企業の社長さんの症例です。
有能なスタッフたちが最近、次々に病気になったり、事故に巻き込まれて、仕事はいくらでもあるのに、スタッフが足りない状態で業績が悪化してしまいました。

ある大企業の重役から紹介されたとても高名なチャネラーに「あなたが社長であることが祟《たた》られている。社長を辞めて会社を手放さなければ、皆、死霊に取り憑かれる」と脅されました。

「まさかね」と思っていましたが、乗っていたタクシーが信号待ち中にトラックに追突されて大破する事故が起こりました。幸いにして無傷でしたが、時同じくして自社へのM&Aの話がありました。

ひとりで悩んでいましたが、ある日、妻が『霊障医学』の本を薦めてくれました。「これだ!」と一気に読んだ翌日、「光の前世療法」を予約されました。

「今、最も見るべき過去生へ」

降り立ったのはジャングルの中でした。ドロドロに汚れた軍服を着ています。自分は日本軍の将校でした。

戦死した大隊長の代わりに指揮を取っていますが、生き残った者は、もう100人ほどしかいませんでした。

敵の兵力も戦力も凄まじくて、自分たちはジャングルの奥深くへと追いつめられていました。もう食料も弾薬もありません。歩けなくなった傷病兵は、置いていくように命じました。断腸の思いです。

「突撃玉砕させてください」と、部下たちは何度も上申してきます。自分には……その命令を下す勇気がありませんでした。

自分は信州の山里出身です。幼少期には山の中を歩き回りながら、祖父や父から食用の草木のことや毒性の草木のことを教えてもらいました。今、ジャングルの中を徘徊しながら、兵たちに「これは食える」「これは毒がある」「この水は飲める」「この水は飲むな！」と命じていますが、このジャングルはひどい……食える草木も飲める水もほとんどありません。

飢えは狂気を招きます。やがて食うな、飲むな、と厳命してもムダになりました。生き残った兵たちも、次々と病でのたれ死んでいきました。死に際の兵たちは口々に「突撃したかった」と言い残して逝きます。自分は、兵たちの無念を一身に背負いました。

ある日、敵から降伏勧告が届きました。この隊の長である自分が全責任を負って自決すれば、兵たちは助かるかもしれません。突撃玉砕を唱える下士官たちですら、もう銃を杖代《つえ》わりに歩くのがやっとの惨状です。弾薬も尽き、歩くのもままならぬ兵たちに、突撃玉砕を今になって命じて何になるのでしょうか。

自分は何を恐れているのでしょうか？　なぜ決断できないのでしょうか？

「大隊長　お先に靖国へ参ります！」と叫んで、小隊長以下6名の兵たちが手榴弾《しゅりゅうだん》自爆を遂げました。

爆発音を聞きつけた敵兵たちに、我が隊は完全に包囲されました。敵は、我が隊の弾薬が尽き、餓死寸前で無抵抗なことを知っています。自分の拳銃にはまだ弾が残っています。

「自決しよう」と拳銃をこめかみに当てました。兵たちの虚ろな、どこか呪うような視線が脳裏に焼きつきました。そして、引き金を引きました。

自分は死ねませんでした。不発でした。何度引き金を引いても、不発でした。やがて我が隊の生き残り兵は、全員捕虜となりました。

終戦後、自分たちは祖国へ帰ることができました。自分は戦死した兵たち、傷病死した兵たち、餓死した兵たちの霊を弔うために僧侶になりました。

故郷の山里にあった小さな寺の住職となり、ずっと一汁一菜一日一食で餓死した兵たちの無念を忘れないようにと努めました。

出征前に娶った妻は、荒れ寺についてきました。兵たちの無念を思うと、子作りなどできませんでした。僧侶になってからの数十年間は、妻と前後して逝くまで、何もない人生でした。

兵たちの最期を伝えたい想いはありましたし、数名の兵たちの遺族を訪ねて、最期の様子を伝えたこともありますが、どの遺族のまなざしからも、あの時、無念のまま死んでいった兵たちのまなざしと同じ悲しさ、悔しさ、憎しみを感じ取って、その夜は悶絶しながら悪霊に祟られることが続いたために、いつしか遺族から距離を置くようになってしまいました。

自分の死を迎えて、「きっと兵たちの怨霊が襲いかかってくるのだろう。それも因果応報。指揮官としての最後の務めだ。さまよえる怨霊たちを極楽往生させたいものだ」と、覚悟を決めていました。

妻に看取られながら死を迎えて……最初に見えてきたのは、眩しい観音さまと死んでいった兵たちの笑顔でした。

「隊長、ありがとうございます！」と、兵たちの霊が集まってきました。

「さぁ　逝きましょう」と、観音さまに連れられて、兵たちの霊と共に真っ青な空に輝くお日さまの中へと上っていきました。

「あなたはよくやりました。あなたはもう誰からも許されていますよ。ここでゆっくりと安らぎなさい」と、観音さまがおっしゃってくださいました。

「観音さま、私は死霊に取り憑かれているのでしょうか？」

「死霊の祟りなど、今のあなたにはありません。あなたが社長になったことも、今こうやって試練の時を迎えていることも、すべて予定通りです。あなたが私と計画した通りですよ。すべて順調です。予定通りのスタッフが集まっています。みんなあなたのソウルメイトですよ。これから皆と成し遂げる大仕事が待っていますよ」

「観音さま、なぜスタッフたちに、病や事故が降りかかってきたのですか？」

「ひとりひとりが心身を浄化する必要があったのです。浄化と覚醒の時を迎えたからです。

古い習慣をやめなくてはいけません。病やケガが、最も浄化と覚醒に適していたからです。自分の身体とこころに向きあい、生き方や生きがいを見直す絶好のチャンスとなります」

「観音さま、私はこれからどうしたらよいのでしょうか？」

「これを見なさい」と言いながら、観音さまがギュッと抱きしめてくださいました。

「今の私の会社が見えました。少し痩《や》せた私が、スタッフたちとミーティングしています。私もスタッフたちも、とても元気で潑剌《はつらつ》としています。お医者さんが入って来て……あっ、奥山先生です！　スタッフたちに自然医学の話をしています。食養生の大切さ、添加物や精白物や電子レンジの恐ろしさ、ワクチンの恐ろしさなどを、面白おかしく話してくれています。私はウンウンとうなずきながらメモを取っています。

　その後、先生はスタッフひとりひとりの健康診断をしてくれています。脈を診たり身体に触れたりしながら、食養生と生活養生を具体的に指示してくれています。スタッフの中には生きがいや人生の悩みを先生に打ち明けている者もいます。先生はちょっとチャネラー風に答えてくれています。

あっ！　スタッフのオーラの色が変わりました！　さっきまでくすんでいたのが、アドバイスを聞いてパッと明るく輝きました。これでもう大丈夫だな、と私も思いました。

それから数年後でしょうか……会社全体がとても生き生きとしています。もう誰も病やケガに悩むこともなくなりました。みんなとても元気です。

会社の業績もすばらしいです。否、業績よりも、みんなの能力と才能が大きく開花したのがとてもうれしいです。みんなが幸せで生きがいに満ちています。世界的な大企業からのM＆Aの話が何件も続いていますが、未来の私は、このままで行こうと決心しています。みんなの笑顔と幸せと生きがいが何より大切ですから。

数年後……先生は私が紹介した企業への自然医学の研修と健康診断で、とてもお忙しそうにされています。我が社へM＆Aを申し出た企業から、我が社の業績アップ、社員と顧客満足度アップの秘訣《ひけつ》を尋ねられると、未来の私は、まず先生をご紹介することにしています。自然医学なしでは、スタッフからも顧客からも見向きもされない時代が来ていますからね。

観音さまが『これでわかりましたか？』とおっしゃっています。

『すべてわかりました。がんばります』とお答えすると、満面の笑みで抱きしめてくださいました。もう大丈夫です。ありがとうございました」


催眠から覚めた後、社長さんはしみじみとおっしゃいました。

「実は私はとても優柔不断だったのです。自分の中で、いつもこの優柔不断さを悩んでいました。決心がついていないのに無理矢理に決断を下して、失敗したことが多々ありました。前世から私はそうだったのですね。とても納得できました。

『なんだ、そうだったのか』と思った瞬間、私の中の優柔不断が霧のように消え去って、今は自分のこころがハッキリと見えています。もう大丈夫です。私が迷わなければ、スタッフたちにも会社にも悪いことは何ひとつ起きません……。

まずは先生に毎月、我が社のスタッフたちの健康相談と自然医学セミナーをお願いすることに決めました。『こころの病も食養生から』でしょう？　さきほどの未来生で、先生は白板にそう書いておられましたからね」

クリスタル病

五次元宇宙を生きる地球人の身体は、ケイ素を主としたクリスタルユニットになります。

三次元波動の炭素ユニットだった身体が五次元波動に目覚めると、ケイ素への元素転換が進行します。

まず脳幹と脊髄、特に松果体からクリスタル化が始まります。同時に第三の目が開き始めます。第三の目を介して五次元波動の太陽エネルギーや宇宙エネルギーを取り込んだ松果体は、拳の形に膨れながら梅の実大にまで成長します。

松果体のクリスタル化が完成する頃には、脳幹と脳基底部のクリスタル化も半ばを迎え、大脳の左右半球の波動エネルギー的な融合も完了します。

松果体と脳幹、脳基底部のクリスタル化が完成して、ひとつの五次元波動エネルギー体となるに従って、おにぎり大の大きさに開いた第三の目から、円柱状の美しい波動エネルギー体が高く高く成長していきます。この波動エネルギー柱は、男性性が優位な人は円柱状に、女性性が優位な人はキャベツ状の形になることが多いです。

大脳の左右半球の波動エネルギー的融合が完成する頃には、北極星を指し示す百会《ひゃくえ》穴《けつ》と北斗を指し示すつむじが共に解放され、そこから強い波動エネルギーが棒状に天空に伸びているのが感じられます。このつむじから波動エネルギーが伸びる方向は、多くの仏像の光輪の中心点と一致しています。

中脈に控えている龍神に大きな命令を与えると、龍神は、このつむじから伸びる波動エネルギーを泳ぐようにして宇宙へと昇っていきます。簡単な命令の時は、龍神は百会穴からスイッと出て行くので、宇宙の歯車を動かすような大仕事は北斗のつむじを、日々の簡単な仕事は百会穴を、龍神は出口に使っているのでしょう。

松果体、脳幹と脊髄、大脳などの脳神経系がすべてクリスタル化してしまうと、身体の他の部分のクリスタル化も加速度的に進行します。

クリスタル化は細胞レベルで起こるので、見た目や肌触りで「なるほど納得！」できるまでには時間がかかります。

心身魂がすべて五次元波動化して、五次元世界に慣れ親しんで、五次元の感性を日常使いできるようになれば、自分の身体がクリスタル化したことを自覚できますし、他の人たちの身体のクリスタル化の度合いも感じ取れるようになれます。

身体が五次元波動のクリスタル化すると、病と無縁になります。

免疫力や自然治癒力、蘇生力が異次元レベルに高まります。精神的にも、自己肯定感や幸福感、生きがい力、慈愛力が非常に高まっているので、こころの病や心身症とも無縁となります。事故も予知力と直感力が高まるので、ケガをすることもなくなります。

クリスタル化すると、ソマチッドの量も活性度も、三次元世界とは比べものにならない大きさになります。宇宙を満たしている生命エネルギーを、ソマチッドを介して波動量子的に絶えず吸収できるようになるため、もう食事飲水は不要になります。

飲まず食わずのままでも元気いっぱいな五次元世界の人たちですが、伴侶や家族、友人たちとの愛の交流の場としての食卓は、五次元世界でも大切にされています。食べることよりも、語らい睦《むつ》み合うための五次元食卓です。

三次元世界の人たちの中には、今回は五次元に目覚めないで三次元世界に残る、と決めた人たちも多いです。もう数万年間、輪廻転生を楽しみながら魂を磨き続ける、と決めた人たちです。このような居残り組さんたちにも、地球と地球意識体が無事に五次元化した今、五次元波動が降り注いでいます。

三次元居残り組さんの脳を波動エネルギー的に診ると、松果体は萎《しお》れたつぼみのようになっていて、第三の目もありません。脳幹、脳基底部、脊髄の波動エネルギーは、重くうっ滞していて、龍神は仙骨の奥深くに寂しく化石化してしまっています。左右の大脳は、左脳が驚くほど優位な人が大半で、厚く強靭《きょうじん》なヘルメットのような頭蓋骨が、脳全体をガッシリと押さえ込んでいます。当然、百会穴や北斗のつむじは、固く閉じたままです。これはこれでＯＫです。三次元波動の我欲とエゴと煩悩の世界を生き抜いていくには、必要必然の反応だからです。

このような三次元居残り組さんが強い五次元波動を受けると、心身に原因不明の変調を来すことがよくあります。その程度は人によってまちまちですが、突然手足がしびれて動かせなくなる、急に目が見えなくなったり耳が聞こえなくなる、難治性の頭痛や幻視幻聴が現れる、精神が錯乱したり多重人格化してしまう……などの重度の奇病に陥る人もいます。ガンやアトピー、喘息が治った！　と喜んだのもつかの間、まったく別の重病がいきなり襲いかかってきた人も多いです。

これらは、五次元波動に多少なりとも反応してしまった身体と精神が、整合性のないままバラバラな形で、不完全なクリスタル化の芽生えを起こしてしまった症状です。

五次元波動の龍神医学で診れば、三次元の居残り組さんの次元病だと診断して、「もっとしっかりと三次元世界を楽しみなさい」と言霊治療できますが……三次元の居残り組さんは、決して龍神医学の診察など受けようとしないでしょう。

三次元から五次元波動へ目覚める！　と決心した人たちには、まず心身に溜まったさまざまな毒のデトックスが起こります。２０１８年以降、宇宙から降り注ぐ五次元波動エネルギーは最大級になっています。これに呼応して、心身魂の目覚めも急加速していきます。

心身からの排毒は、駈《か》け馬にムチを打つように急ピッチで進んでいきます。難治性の下痢や頻尿、アトピーや花粉症や喘息、うつ病や不安神経症、時には進行性のガンの形で排毒しようとすることもあります。幻覚妄想や霊障病が排毒反応として発現することもあります。

ひと通りの排毒が終わると、クリスタル化の兆しが心身に現れてきます。特に身体の細胞レベルでの炭素ユニットからケイ素ユニットへの元素転換という五次元波動のクリスタル化では、消耗して汚れたり乱れたりした波動エネルギーを身体から排泄しなければいけませんが、これは夜間の多尿頻尿として現れることがとても多く見受けられます。

この五次元波動クリスタル化に必須なのが良質の塩です。

水は、波動量子的に生体情報や遺伝情報を記録しています。アーユルヴェーダの脈診で、生まれてから今までのすべての生体記録と人生記録を読み取れるのは、血という水の波動情報を、指先の精妙な感覚で直感的・波動量子的に読み取るからこそできることです。

尿には血とまったく同じ情報が記録されています。チベット尿診でも、アーユルヴェーダの脈診と同じように、さまざまな生体情報や遺伝情報、霊障情報を読み取れるのは、尿が情報記録庫だからこその証《あかし》です。

もうひとつ、尿には塩が含まれています。初めて飲尿した時の第一印象は「海の味」です。尿は、海水と同程度の塩を含んでいるからです。

塩は、波動エネルギーそのものを蓄えることができます。いくら美しい五次元波動エネルギーを受け取っても、身体も血も粗悪な精製塩でできていると、五次元波動はすぐに粗悪な三次元波動に低下してしまいます。

塩のミネラルももちろん大切ですが、波動量子的には、良質な塩には活性化されたソマチッドが大量に含まれています。元気なソマチッドの宝庫のような塩は、五次元波動エネルギーを損なうことなく保存してくれます。これが五次元化を促進するためには、良質な塩が必須な理由です。

五次元化の最終段階では、夜間頻尿症が現れることがあります。

この夜間多尿頻尿は、不必要になった三次元的生体情報や人生記録を、尿の水に託して排泄すると共に、クリスタル化に費やした五次元波動エネルギーの燃えかすを、尿の塩に託して排泄している反応です。

夜間頻尿症は、三次元の身体が五次元化する過程で生じる浄化病のひとつです。

西洋医学では、夜間頻尿の原因を夜間多尿、膀胱《ぼうこう》容量の減少、睡眠障害に分けています。

夜間多尿の原因疾患としては、高血圧、うっ血性心不全、腎機能障害、睡眠時無呼吸症候群、糖尿病などの内分泌疾患、水分の摂り過ぎを挙げています。

膀胱容量の減少の原因は、過活動膀胱、前立腺炎、膀胱炎を挙げています。

治療法として過活動膀胱には抗コリン剤やベータ作動薬を、睡眠障害には睡眠薬を勧めています（日本泌尿器科学会ＨＰより抜粋）。

東洋医学では、まず腎虚《じんきょ》と水毒と冷えを疑います。夜間は陰陽の陰が盛んになります。陰の隆盛に呼応した頻尿では？　と診ていきます。

対症療法的漢方処方では、八味地黄丸《はちみじおうがん》、知柏《ちばく》地黄丸、牛車腎気丸《ごしゃじんきがん》、猪苓湯《ちょれいとう》、清心蓮《せいしんれん》子飲《しいん》、小建中湯《しょうけんちゅうとう》などが処方されるでしょう。

龍神医学では、五次元波動に共鳴した古い三次元の身体からの排泄浄化作用だ、と考えます。

炭素ユニットであった三次元身体は、五次元化すると共にケイ素クリスタル化していきますが、その元素転換の際に排泄される諸々《もろもろ》の排泄物が、尿と化して陰隆盛の夜間に一斉に排泄されるのです。

朝一番の尿は、心身魂のすべての健康情報を含んでいるので、尿療法においてはとても大切にされています。

夜間頻尿後の朝一の尿の塩味がいつもよりも薄く感じれば、それは前日に水分を摂り過ぎた証《あかし》で、水分摂取量に気をつければよいでしょう。

朝一の尿の塩味がいつもと変わりなければ、身体の五次元クリスタル化が進行中！と考えて「気にしな〜い」です。

もちろん龍神医学でも、血液の生化学的検査結果を尊重します。腎機能を表すＢＵＮ、クレアチニン、尿酸、カルシウム、リン、マグネシウムや蛋白《たんぱく》、アルブミンなどの数値チェックは必須です。白血球の顆粒球とリンパ球比率からは、安保徹先生が提言した交感神経・副交感神経系のバランスが読み取れます。ストレスや恐怖不安などで自律神経系がアンバランスになっていると、身体の五次元クリスタル化は起こりません。

身体の五次元クリスタル化を血液検査やＭＲＩなど既存の医学検査結果から直接読み取ることはできませんが、波動量子医学を用いれば、どれくらいクリスタル化が進んでいるのか？　を読み取ることができます。

脳氣功で松果体を診ると、五次元クリスタル化の進展度が如実にわかります。最初は、つぼみのようにゆっくりと松果体は大きくなっていきます。同時に眉間の第三の目が開いて、五次元波動の太陽光が松果体へ直接降り注ぐようになります。

波動エネルギーを蓄えた松果体はある日、元々の三次元の松果体の殻を脱ぎ捨てて、五次元のクリスタル松果体に変容します。それはライチの固いうろこ状の果皮を破って、白色半透明の実が顔を覗かせる様に似ています。

クリスタル松果体は、初めは正十二面体に見えますが、さらに大きく成長していくと正二十面体に見えてきます。夜間頻尿症が気になるのは、この赤ちゃんのこぶし大の正二十面体になった頃からが多いようです。

五次元クリスタル松果体は、心臓ハートのトーラスと深い関わりがあります。

正二十面体のクリスタル松果体になる頃には、ハートのトーラスの中心も星形正十二面体に変容していきます。三次元波動のマカバの中心は下丹田にありましたが、五次元クリスタル化したマカバの中心は、このハートのトーラスと同じ位置にまで上ってきます。ハートのトーラスとマカバが合一すると、そこに巨大な銀河宇宙が誕生します。

もうひとつ、龍神医学では、夜間頻尿症を別の意味合いでとらえています。それは夢を見せるための合図です。夜間頻尿症の方々は、何度も目が覚めてトイレへ行きますが、それがちょうどレム睡眠とノンレム睡眠の入れ替わりの頃に起こります。レム睡眠中に夢をよく見ると言われていますが、夜間に尿意で起きない限り、朝になったら夢の内容は、ほぼ忘れてしまっています。

夜間頻尿症でトイレに行く時には、見ていた夢の内容をかなりしっかりと覚えています。トイレを済ませて再び眠ると、前の夢は忘れて新しい夢を見ます。トイレに行く度に夢日記をつけておけば、一晩に5～9回の夢の記録を得ることができます。

身体の五次元クリスタル化が起こり始めると、三次元の身体に記憶されていたトラウマや感情や思念が、潜在意識下から溶け出すように夢の中に現れてきます。五次元波動になった心身魂なら、その夢を浄化することができます。

夢の多くは、高次の意識体や守護霊たちからのメッセージです。知りたかった情報が、五次元アカシックレコードから、夢のお告げの形で降ってくることもよくあります。

今やるべきことや行くべきところ、近未来のビジョン、もうすぐ出会う人や起こる出来事……などに夢の中で気づくことがよく起こります。

三次元世界を生きてきた過去生や平行次元の「もうひとりの私」を浄化するための夢が現れることもあります。

この夢の浄化とお知らせをうまく利用できるようになると、もう夜間頻尿症は気にならなくなります。夜間のオシッコタイムがないと、何だかガッカリしてしまうこともあります。

朝一の尿の味については先に触れましたが、この夢の浄化がしっかりと起こった朝一の尿には、深い部分でエグさや重さや堅さを感じ取ることがあります。

「あぁ、夜の内にしっかりとトラウマや過去生を浄化できたのだなぁ」

夢を思い出そうとする必要はまったくありません。もうすでに浄化されて消え去った記憶なのですから。

夢は、五次元世界を楽しむための浄化ツールです。夢の浄化が終わり心身魂の五次元クリスタル化が完了すれば、夜間頻尿症も自然に回復してくることでしょう。

妙手回春術

妙手回春とは、手を触れただけで、そこが春になったかのように万病平癒してしまうという意味です。日本で回春というと、衰えた性機能が回復することを意味しますが、本来は性機能も含めて、すべての病が平癒することを意味しています。

アダム徳永先生のスローセックスの中でも、この妙手回春は、パームタッチやアダムタッチとして特に重視されています。

まぐ愛とは、この妙手回春しかない！　と断言できます。

年を取って性的不能になっても、伴侶が万病を抱えていても、男同士・女同士や親子であっても、この妙手回春術は、誰にでも簡単にできる五次元波動施術です。

要するのは時間だけ。その時間もふたりにとっては、かけがえのない至福と慈愛の時間になります。

簡単、安価、安全、万能　の宇宙の理《ことわり》をすべて満たした上に、小周天、大周天、クンダリーニ覚醒、男性性と女性性の和合、宇宙意識体や神意識体との合一も果たしてしまいます。

この妙手回春術は、五次元波動の愛のパワーを使います。慈愛と感謝と喜びと幸せがふたりの間にあればあるほど、効果は絶大です。

我欲やエゴや煩悩は、五次元の愛のパワーを衰えさせます。お金のために……親だから仕方なく……この人に気に入られたいから……などの思惑があると、無心の境地には入れません。

妙手回春の奇跡は、ふたりが無心の境地に入った時に起こります。

まずは心身をリラックスしましょう。夕食をふたりで一緒にゆっくりと摂りましょう。精力剤的な食材などは、まったく必要ありません。玄米菜食発酵食品だけで十分ですが、良質な塩を多めに摂ると、身体の芯から温まるので効果的です。

ふたりでゆったりと入浴も済ませます。ふたりでお風呂なんて……はＮＧです。こころのどこかに恥ずかしさや自己卑下があると、無心の境地には入れません。妙手回春術は、下着を着けたままでもできますし、互いの性器に触れる必要もありませんが、心身共に全裸になる方が効果的です。

まず、女性にうつぶせになって寝てもらいましょう。できるだけ化学物質無添加の天花粉・シッカロールで、背中と掌《てのひら》をスベスベにします。アダム徳永先生のアダムパウダーは最高品ですのでお勧めできます。もちろん心地よいBGMも必要です。

初心者は、アダム徳永先生のパームタッチとアダムタッチで始めましょう。性感を開くことや官能に誘うことは二の次で、パートナーに気持ちよくなってもらうことだけに集中しましょう。

女性も「こうして欲しい」「そこはもっと優しく……」と遠慮なくパートナーに伝えましょう。妙手回春術は、ふたりで作り上げていくものです。遠慮も忖度《そんたく》も不要です。初心者のうちは毎夜、練習だと思って工夫を重ねていってください。

慣れてくると、氣の流れが感じ取れるようになってきます。女性は、パートナーの掌が温かくなってきたように感じられます。これが中級になったサインです。

感じる氣の流れのままに、掌を滑らせていきましょう。掌に愛の氣のボールをイメージすると、女性のクンダリーニの反応が高まっていきます。

クンダリーニを流れる氣のエネルギーが、時には龍神のように見えることもあるでしょう。龍神を感じたら、掌の氣のボールで龍神と戯れて遊ぶようなイメージをしましょう。掌が自然に、無意識に動き始めます。ここまで来れば上級者の仲間入りです。身体がゆっくりと左右前後に揺れ始めて、無我の境地へと入ります。男性の龍神が女性のクンダリーニの中に入って、女性の龍神と一緒にゆったりと楽しそうに泳いでいるのが感じ取れるでしょう。

女性は官能を思いっきり&素直に楽しんでください。羞恥と卑下を捨て去れば、女性性が一気に解放されて、クンダリーニ覚醒に至ります。

この官能歓喜の中で、女性に生まれてきた意味に気づいたり、自分を呪縛してきた過去生や平行次元のビジョンが見えることもありますが、すべては浄化ですから大丈夫です。官能歓喜の炎が、すべての呪縛とカルマを焼き尽くして浄化してくれます。

自分の龍神の声が聞こえる人もいます。パートナーの龍神の声が聞こえることもあります。この時、テレパシーのスイッチがオンになります。こころとこころがひとつになった至福感に満たされるでしょう。

やがてふたりの龍神は、睦みあい絡みあいながらチャクラを上昇していきます。無我の境地にいる男性には、女性の官能歓喜の至福のエネルギーと自らもひとつになれます。掌の氣のボールも、すでに龍神を介して宇宙の愛のエネルギーと合一して、男性のクンダリーニも宇宙エネルギーで満たされています。そして、女性と同じ官能歓喜のエクスタシーに至ります。

それは、身体とこころを超越した魂の波動レベルでのエクスタシーです。三次元波動の陰陽が合一して、五次元波動の無垢《むく》な慈愛に昇華したエクスタシーです。宇宙の愛のエネルギーが、ふたりに流れ込んでくるエクスタシーです。

慈愛と喜びと感謝と幸せに満ちると、時空間を超越できます。宇宙での魂の約束を思い出すこともあるでしょう。宇宙での何千何万年にわたるふたりの愛の大冒険の記憶が蘇ってきます。

流れ込んできた愛の宇宙エネルギーは、ソマチッドを活性化して、ふたりはどんどん若返っていきます。身体もこころも生きがいも、若返って元気になります。これが妙手回春術の完成形です。

お母さんが子どもを愛撫するように、ただただ無心に掌で撫でるのが、妙手回春術の極意です。誰にでも、もちろんあなたにもできます。

パートナーがいなくても大丈夫です。妙手回春術をやりたいなぁ、と思うだけで、あなたの龍神は動いてくれます。

五次元世界は必ず愛のパートナーと出会う世界です。今、パートナーがいない人は、自分の波動を五次元にあげるように努めましょう。五次元波動への道は、拙著『龍神覚醒術』（三和書籍）に詳細に書きました。

龍神カルテ⑦　仏の手

ある整体師さんが「生きがいに煮詰まってしまった」と、光の前世療法を希望されました。仕事もプライベートも順調ですが「このままではいけない。何かが違う」という切迫感が、年々悪化するのに耐えきれなくなったそうです。

「これからやるべきことがわかる過去生へ」

関東の大きな城下町に代々続く按摩《あんま》師の過去生に降りました。

「私は七代目で、この町で一番の按摩です。時々お城にも呼ばれます。お殿様のお母上様に、とてもよくしていただいております」

町人の身分でしたが、お城からの呼び出しにすぐに応えられるようにと、武家屋敷の町割りのすぐ隣に屋敷がありました。

「先々代のお爺様が、殿様のひどい腰痛を治したご褒美に名字帯刀を賜ったのが、我が家の誇りです。私は幼い頃から、このお爺様に按摩を教わりました。按摩だけではありません。中国の鍼灸と薬膳も教わりました。漢方薬は実際になめてみて、味と効能を覚えさせられました。お爺様は、お薬の煎じ方にとても厳しくて、わずかな違いが大きな薬効の差になることを教えてくださいました。

お爺様のお得意の漢方薬は、麻布に浸して何度も患部に塗り込む……今で言う温湿布でした。急な痛みのほとんどは、これで治りました」

私が少し大きくなると、お爺様は双手唐剣を伝授してくださいました。それは毎夜、屋敷の地下にあった隠し部屋で、お爺様とふたりだけの秘密の剣術修練でした……5年続きました。

お爺様の剣術修練は「見えない敵を見る」でした。初めは、背後からの打ち込みをかわす修練でした。次に、隣の部屋からの打ち込みを気配でかわせるように修練されました。5年を過ぎた頃には、遠く十里離れていても、念じればその人が何をしているのか？　が感じ取れるようになりました。

この秘密の剣術の鍛錬のおかげで、私の按摩の技も飛躍的に上達しました。触らなくても、どの穴を按摩すれば病が治るのかが立ち所にわかります。城内はもちろんのこと、この町中なら相手を意念するだけで、どんな病なのか？　どこが悪いのか？　がわかるようになりました。

剣術の鍛錬が終わりに近づくと、お爺様の昔なじみだ、とおっしゃるお婆様から「闇を学べ」と命じられました。

お婆様は傀儡《くぐつ》の風体をされています。かなりのお歳で、腰もすっかり曲がってしまっていますが、双手唐剣を極めた目には、仮にこのお婆様と斬り合うと、確実に自分が負けることが察せられました。ヨボヨボの老人の風体でゆっくりと辛そうに動かれますが、いざという時には風の如く消えてしまうでしょう。私は、この世で最も恐ろしい人に出会った感を覚えて、お婆様といるといつも鳥肌が立っていました。

お婆様がボソボソと語ってくださった闇は呪術でした。それは中国でも南蛮でも天竺《てんじく》のものでもない、不思議な言葉の呪文でした。

「昔々の……もっとずっと昔々の……この国の言葉じゃよ。

言葉を覚えるのではないぞ。音を覚えてもいかんぞよ。目の奥に浮かんでくる景色で、額に刻むのじゃ」

お婆様との縁は3年続き、それ以降はお婆様に連れられて、お婆様の一族の集まりに加わって学びを深めました。その集まりは、夜の河原や浜辺、山中の小村など人里離れたところで隠れるように行われましたが、時には城下町の大通りで、松明《たいまつ》を煌々《こうこう》と照らしながら行われることもありました。

「何重にも結界が張ってあるから、一族以外の者は決して近寄れないのよ」

と、一族の娘たちが茶化すように言いました。

「あなたにも一族の血が流れているから大丈夫」……この言葉の意味がわかるのは、それから数年後のことでした。

一族のお婆様たちが集まって一晩中呪文を唱え続けた翌日には、必ずどこかの国の城中で弔いが出ました。

そしていつも、その弔いが出た国の農民、町人たちには、活気と笑顔が戻ってきました。

時には別の一族たちが合流して、大きな集会になることもありました。長老様たちとお婆様たちが、例の不思議な言葉で何かを静かに語り合って……決着がつくと、一同で車座に座って、右に左に揺れながら、独特な節で不思議な言葉の唄を歌いました。

この大きな集まりの数日後には、いつもどこかの殿様が亡くなられました。

このような話は、家に帰っても誰にも話せませんでした。恐ろしかったのではありません。話してはならぬ、と自分の中の何かがいつも語りかけてきたからです。

ある時、お殿様の最愛の姫様が、突然の病の床に伏せられました。城下の名だたる名医たちにも、皆目見当がつかない不思議な病でした。私も急ぎの登城を命じられて姫様を診させていただきましたが、どこが悪いのか？　何が原因なのか？　どうすればよいのか？　何もわかりませんでした。殿様とご家中の皆さまの落胆ぶりは目に余るものがあり、とても重い気持ちのまま、ひとりでトボトボと屋敷へと帰りました。

屋敷の前で、地面に指で何かを描きながら、お婆様が待っていてくれました。

「さぁ、急いで急いで！　しばし旅に出るよ」

そう言うと、お婆様は身支度もさせずに私を引っぱって歩き出しました。

お婆様の旅の目的は、お姫様の病の平癒にあることはすぐに察しましたが、なぜこんなに急ぐのか？　お婆様の風を切るような早足に付いていきながら疑問に思いました。

「早くしないと、取り返しのつかないことになるんじゃ」

お婆様は、私の心中を読み取りながら、悲しそうに呟きました。

私たちは、4つの隣藩を突き刺すように走り抜けて、硫黄臭が立ちこめる地獄谷を見下ろす小さな廃寺に入りました。

「まずはここを清めるから、お主は地獄の湯を汲《く》んで参れ」

二時《ふたとき》ほどお婆様は、寺の中で、あの不思議な呪文を唱え続けていました。

姿は見えませんが、お婆様の一族が、この廃寺の周囲に隈無《くまな》く、強力な結界を張ってくれたのを感じ取れました。

「その湯をかぶって己を清めるのじゃ」

フッと病に苦悩する姫様の顔が浮かび、私は何の躊躇もなく硫黄の湯を頭からかぶりました。

お婆様が懐から藁人形を取り出して床に置きました。

「お主の手でこの人形を摩《さす》るのじゃ」

私の手？　確かに私の手は、姫様を按摩してから誰の肌にも触れていませんでした。お婆様が不思議な呪文を唱え続ける中で、私は藁人形を摩り続けました。

「こら！　何も考えずに、ただ無心で摩るのじゃ！　姫様をお助けしたい一心で摩るのじゃ」

やがて藁人形に人の温もりが感じられてきました。それは正しくお城で横たわる姫様そのものの肌の温もりでした。

「よし、よくやった。手を離して、よく見ておくんじゃ」

お婆様が別の呪文を唱え始めると、藁人形がビクンビクンと脈打つように、もがき始めました。外からは、結界のまわりに集まって来た熊や猪たちが大地を踏みしめる音がドンドン、ドンドンと聞こえてきます。

また二時が過ぎ、鹿たちの悲鳴のような鳴き声が響き渡ったその時、藁人形がパッと紅蓮《ぐれん》の炎に包まれて灰燼《かいじん》に帰してしまいました。

あたりは何事もなかったかのように静かになり、動物たちの気配も一斉に消え去りました。

「無事に終わったのう。さぁ帰るとするかのう」

私は意識が朦朧《もうろう》としたまま、気づけば屋敷の前にひとりで立っていました。

翌朝、お城からご家老が直々に屋敷を訪れて、姫様の快癒を伝えてくださいました。姫様は、ずっと私に按摩されている夢を見ていたそうで、快癒もあの按摩師のおかげだ、とおっしゃっているそうでした。

「見えないものが見えてきたじゃろ?」

あの不思議な出来事から1ヶ月が過ぎた頃、お婆様が上機嫌で訪ねて来てくださいました。

「お主の手は闇を斬ることを覚えた。次は神仏《かみほとけ》を斬る試練が来るが、それはお主ひとりで立ち向かうのじゃ。それがお主の定めなのじゃ。お主の手は神仏の手じゃ。大切に大切にしなされや」

それから毎夜、一族の娘たちが安寧《あんねい》按摩を求めて、閨《ねや》に忍び込んでくるようになりました。ひどい難病奇病の患者さんに触れて、手がどんなに疲れ果ててしまっていても、娘たちに安寧按摩を施術していると、手に生気と衞氣が見る見る蘇ってくるのがわかりました。

「これが今のあなたのルーツです。あなたの使命も天職もここにあります。あなたは代々の按摩やヒーラーだった過去生たちの手を今に受け継いできたのです。手は浄化と目覚めをもたらします。あなたの手は特別ですが、誰の手でも愛を込めて摩れば、浄化と目覚めの手になれます。

身体に触れ、こころに触れ、魂の波動に触れることを伝えていきなさい。

まずは実践して、こころが安寧に開いたら語ってあげなさい。

浄化と目覚めが万病平癒に繋がりますからね。楽しみです」

眩しい光の中で、お薬師様がそう語ってくださったそうです。

「おかげさまで、私のこれからの天職と天命を思い出しました。もう迷うこともありませんん。私の生きがいは、この手の中にあったのですね」

そう言いながら、この整体師さんも五次元世界へと帰っていかれました。

第四章　龍神養生術

内なる龍神を目覚めさせるには、何と言っても三次元世界の毒抜きが必須です。

龍神食養生

古《いにしえ》の中医学では医師を、薬で治す疾医《しつい》、鍼灸按摩で治す瘍医《ようい》、家畜を治す獣医、食で治す食医の4つに分けていました。その中でも最高位は食医とされ、日々の膳食で健康管理することが最も尊ばれました。

三次元世界にも食養生はありました。サプリ、トクホ、有機〇〇、天然〇〇……貪欲と煩悩の波動に満ちた食養生は、心身魂を食毒で冒し、苦疾死病をもたらしました。

華佗老師曰《いわ》く「食医は食の声を聞く。食医は病の声を聞く。食医は龍の声を聞く」。

龍神食養生は、まず排毒浄化から始まります。食の声を聞きながら、貪欲と煩悩の邪毒鬼毒に冒された食材を、日々の食から排除します。

「どうすれば食の声が聞こえますか?」

「触れればよいのだよ。目で触れる、鼻で触れる、耳で触れる、舌で触れる、手で触れる。花や木々、風や空や雨と話すのと同じじゃ」

病に触れ、患者さんの心身魂に触れて、その波動を己に写し取っておけば、食材の方から、「わたしを使ってください」と声をかけてきてくれます。その食材を手に取った瞬間、どんな料理にすればよいのかも見えてしまいます。

毒を摂らない。毒を排する。

「病を見るな。人を見よ。陰陽を見よ」

病も人も、絶えず陰陽流転しています。陰陽流転が生命エネルギーの源です。昨日の薬膳が今日の薬膳だとは限りません。そこに我欲やエゴが入れば、薬膳はたちまち毒膳に変容してしまいます。

「この病人の今日の薬膳はこれしかない、という思いを大切にするのじゃ。その思いの中で時を忘れ、天地自然の祈りも、無我の慈愛も成就するのじゃ。さすれば薬も毒も空となり無に消え、誰もが食《しょく》せる神膳となるのじゃ」

神膳。

五次元世界に暮らす龍神たちが食するものすべてが神膳だそうです。

龍神は、五次元世界の住人と神膳を分かちあいます。神膳を食する五次元世界に病がないのは、当たり前なことなのです。

華佗老師は語ります。「食医は、まず食の智恵を蓄えなさい。天地自然を隈無く学ぶのです。やがてひとかどの智恵者となれば、すべての智恵を捨てなさい。無我無欲になれば、宙に立てます。やがて神が見えます。病人の心身魂と合一できます。あなたは観音の化身となり、慈愛の妙薬を授かります。妙手回春、万病平癒の成就です」

排毒浄化が済むと、次に補養蘇生に入ります。

心身に足りないものを補い、傷ついたり老化したところを修復改善する食を摂ります。

善き食医は、心身魂の声を波動量子的に聞き取ります。脈に触れ肌に触れ、経絡経穴に触れ、衛氣に触れながら心身魂と対話します。

患者さんの補養蘇生の波動を妙手に写し取って薬膳に向きあえば、補養蘇生に最適な食材が名乗りを上げて集まってきてくれます。最高の調理法も、その食し方も、天から龍神が持ち帰ってきてくれます。

龍神直伝のレシピは、心身の波動を高め、魂の目覚めを促してくれます。

五次元波動の龍神薬膳は、病の意味に気づき、病がもたらしてくれたさまざまな出来事や人間関係の機微からの学びを促進してくれます。これで病を手放すと同時に、悠久の輪廻転生からも卒業する準備が整いました。

華佗老師曰く「龍は愛を育み、喜を咲かせ、幸を実らす」

食毒を排毒浄化するためには、少なくとも2年間の玄米菜食発酵食での少食が必要になります。週末断食と尿療法と温泉療法を併用すれば、かなりその期間を短縮できるでしょう。心身の声、病の声が聞こえるようになってくれれば、補養蘇生のプロセスに進めます。

補養蘇生も、患者さんひとりひとりで異なってきます。ここでも「病を見るな。人を見よ」が大切です。肉が食毒になる人もいれば、補養になる人もいます。生菜食だけで補養できる人もいれば、卵も一緒に摂らなければいけない人もいます。

身体の声を聞きましょう。身体が何を摂りたがっているかを教えてくれます。魚、肉、卵、小麦、砂糖……最初の頃は、煩悩の声と身体の声が言い争いをしますが、排毒浄化を終えて心身の波動が高まってくると、自然に煩悩と身体は和合してくれます。「一日だけだったらいいよ」「火を通してくれればいいよ」と、身体が妥協してくれるようになります。煩悩が暴走しようとすると、朝一の尿が最悪最低のエグさを味わわせてくれたり、足がつったり、吹き出物が出たり、嫌なかゆみが出たりしながら、身体が警告してくれます。

「身体さん、ごめんなさい」

こうして今、自分が食べるべきもの、食べてはいけないもの、ここまでなら大丈夫！　がわかってきます。

「野草を食せ」

華佗老師は、野草食を勧めます。

「この世に雑草などない。すべてが神草であり薬草じゃ」と笑われます。

「あなたは雑草ですか？」と野草に問うても、無視されるだけです。

「あなたは何に効きますか？　どのように調理すれば喜んでいただけますか？」とリスペクトすると、答えてくれます。

草花も人間も同じ地球の春夏秋冬に生きています。旬となって一斉に目の前に現れた草花が、そこに暮らす人々にとっては最高の薬膳食材です。タンポポやアザミの花にも葉にも旬があります。わずか1〜2週間しか薬膳食材にはなれません。

虫たちや動物たちは、旬に敏感です。草花の補養蘇生力が最も高まる時を見逃しません。三次元農業では、ここで農薬を撒《ま》きます。草花の波動も農薬に冒され、波動の汚れたままの実がなります。除草剤など最悪です。遺伝子操作された草花は、意味不明の波動をしています。

「薬膳の食材など、こんなに身近にそろっているのに、あなたたちは何をやっているの？　おかしな人たちですね」と、散歩道に住む妖精たちが笑っています。

補養蘇生の鍵は野草（雑草）食にあり。

この世の自然食材には、何らかの毒性がありますが、心配ご無用です。旬の間中、同じ野草を食べても大丈夫です。

シュウ酸？　カリウム？　気にしません。自分の身体のホメオスターシスを信じましょう。もし食べ過ぎて毒性過多になれば、身体は必ずイエロー信号を出して知らせてくれます。下痢、発疹、かゆみ、胃もたれ、食思不振……そこで「あぁ、食べ過ぎたなぁ」と止めれば治ります。プチ断食すればいいだけです。もしそれでも治らなければ、次の「感謝と祈り」に問題があります。

薬膳には、祈りが必要です。

いくら排毒浄化に励んでも、補養蘇生に努めても、祈りがなければ薬膳にはなりません。薬膳の祈りも無我慈愛であり、感謝と喜びです。天地自然を信じて合一すると、内なる小宇宙と天地自然が一体化します。

家畜肉には、深い悲しみの波動が染み込んでいます。肉食がもたらす食毒は、呪毒です。そんな呪毒を浄化できるのは、無我の祈りしかありません。「ごめんなさい、許してください」は無我ではありません。感謝と喜びと幸せと共にいただくことが、無我の祈りになります。

宇宙は愛です。宇宙は、感謝と喜びと幸せの波動で満ちあふれています。

肉片となった家畜たちの生命は、いくら謝っても許しを請うても蘇りません。ただ慈愛の中で感謝を捧《ささ》げ、喜びと幸せの笑顔を交わしつついただけば、家畜たちの波動も愛に変容して、宇宙と合一します。家畜たちは、夜空を彩る星座へと還り、許しと愛が成就されます。

薬膳は祈りです。祈りが心身魂の波動を高めてくれます。

心身魂の声を聞くのも、祈りです。病の声を聞くのも、祈りです。煩悩の声を聞くのも、祈りです。

まず声を聞きましょう。最初は、それぞれの声の波動が干渉しあうので、心身にさまざまな不調を感じるかもしれませんが、やがてそれぞれの声が共鳴しあう時が必ず訪れます。

心身と病と煩悩の波動がシンクロすれば、もう五次元の波動です。心身と病と煩悩がひとつになった波動が、五次元の愛の波動に飲み込まれるように共鳴すると、解脱覚醒、万病平癒に至ります。

夫婦家族なら、愛する人のために料理することが祈りです。病の人のためなら、子どもたちのおままごとの如く、鼻歌交じりで無我夢中に作ることが祈りになります。

五次元世界では、どこでも誰にでも没我の薬膳が作れます。

今日、散歩道や庭で目が合った草花が、最高最善の食材です。それは神さまの祈りがこもった食材であり、神さまから毎日届く最愛のギフトです。

草花の喜びの波動をいただきましょう。一本の土筆《つくし》、一輪のタンポポだけでも、最高の薬膳になります。

さぁ、あなたも今日から五次元波動の龍神薬膳を楽しみましょう。

龍神香養生

五次元世界は、清香で満ちています。

草花や木々、潮騒の香りはもちろんのこと、風の香り、空の香り、土の香り、火と水の香り、月や星々の香りを楽しめます。愛する人の香りなら、遠く離れていても心地よく嗅ぎ分けることができます。

昔の思い出のシーンを振り返ると、そこにはあの時のあの香りが蘇ってきます。未来に思いを馳《は》せると、きっとその時のその香りをほのかに楽しめます。平行次元の「もうひとりの自分」から、香気のプレゼントが届くこともあります。

五次元世界には、香毒はありません。わずかな香毒でも波動を大きく汚してしまうので、もう誰も香毒に手出しはしません。

三次元世界の香毒は、波動にとっては猛毒でした。

鼻から入った香毒は、鼻腔《びこう》の上に広がる脳の基底部、特に古脳を瞬時に侵して脳毒に変容します。脳毒は、覚醒剤や向精神病薬のように、脳の波動にも機能にも重大な障害をもたらします。脳毒に冒されると、天地自然と距離を置きたがるようになり、闇と暴力を好むようになります。脳毒は、我欲とエゴと煩悩を際限なくあおり続けます。

香毒は、肌からも吸収されて心身を侵します。東洋医学では、皮膚と腸と脳を強く結びつけて考えます。肌の香毒は、波動量子的に腸と脳を毒で侵すのです。最近急増してきた原因不明の腸の機能障害や難治性腫瘍、キレやすく攻撃的な性格や大人げない言動、ヘイトスピーチや戦争礼賛などは、どんどん強力になっていく香毒が大きく寄与している、と考えられます。

五次元波動の世界は、古《いにしえ》の縄文世界と同じ香りがしています。

それは和の香りです。私たち日本人のＤＮＡには、この和の香りに反応できるＤＮＡが組み込まれています。

それは、波動を五次元化するＤＮＡです。体内元素転換を促進して、クリスタル化を進めるＤＮＡです。主な生命エネルギー源を、太陽エネルギーや宇宙エネルギーへとシフトするためのＤＮＡです。テレパシーや想念の物質化、見えなかったものが見え、聞こえなかった音が聞こえ、触れられなかった氣に触れられるようにするＤＮＡです。

日本が五次元化世界の中心となる、と多くのチャネラーやヒーラーたちが予言していますが、それは日本人が和の香りを、悠久の時を超えて大切にし続けてきた賜物《たまもの》です。

２０１８年の幕開けと同時に、日本だけでなく世界中で縄文開竅《かいきょう》が起こりました。世界中の磐座が開き、呪《じゅ》し抑圧されてきた縄文の五次元波動が地球を包み込みました。

２０１８年末には、地球がいち早く五次元波動化しました。

２０１９年が進むと共に、人類の集合意識体にも五次元化の波が押し寄せてきて、縄文覚醒する人たちも世界中で急増しています。すでに最近生まれてきた子どもたちはもちろんのこと、ワクチンや食毒、環境毒、教育毒などの三次元世界が放つ毒に冒されなかった10代の子どもたちの波動も一気に縄文覚醒しています。この潮流は、もう止めようがありません。五次元世界は、もう始まってしまったのですから。

日本人の縄文ＤＮＡが目覚めた時、五次元波動になります。和の香りを心地よい、どこか懐かしい、自然に涙がこぼれてしまうと感じた瞬間、五次元波動にジャンプアップできます。

香水、タバコ、整髪料、芳香剤、消臭剤、柔軟剤、食品添加物……今の日本は、世界有数の香毒地獄です。

香毒に冒されると、食毒、薬毒、環境毒などの地獄巡りが平気になります。もっと強い香りを！　もっと刺激的な香りを！　の香毒中毒に陥ると、五次元化の芽は消え去り、三次元世界の家畜奴隷になります。

三次元世界にはさまざまな陰謀論が渦巻いていますが、どれもこれも三次元平行次元の中で具現化している現実世界です。どの陰謀世界でも、家畜奴隷の目覚めと縄文開竅は御法度です。すべての過去生、未来生、平行次元、三次元世界と五次元世界が「今この時」にある２０１８年からの３年間に、このような強烈な香毒がまき散らかされているのは、そんな三次元の陰謀世界の成せる業ですが心配ご無用です。

香毒に気づき、食毒や環境毒の排毒浄化が完了した人たちが、次々と五次元縄文世界を始めています。

五次元波動は、香りとなって漂います。

蜜蜂がはるか遠くの花に引き寄せられるように、あなたの五次元波動にピッタリとシンクロできる波動の持ち主を香りが引き寄せてくれます。

輪廻転生を超越した不思議な出会い、信じられないようなご縁が繋がるのが、五次元世界です。

五次元世界には、孤独はありません。誰もが愛の伴侶と共に生きます。ふたりでいると、互いの五次元波動を高めあえます。五次元宇宙の慈愛と感謝と喜びと幸せがどんどん膨張していき、いつか臨界点を迎える頃には、次の六次元宇宙が見えてきます。どの宇宙も、絶えず進歩進化しています。宇宙の波動の源は進歩進化です。

私たちの宇宙は、愛の波動で満たされています。波動の源が愛である限り、波動が高まれば、愛も豊かに美しく高まります。

すでに五次元波動です。

すでに縄文開窽の世界です。

日本に生まれてきた意味は、存分に和の香りを楽しむためです。

そして、あなたの五次元波動の香りは愛の伴侶を引き寄せます。

フッと愛の香りを感じたら振り向いてみましょう。そこにあなたの愛の伴侶が待っていますよ。

龍神占い術

三次元世界には数多くの占い術がありましたが、五次元世界では、すべて役に立たなくなります。

三次元世界の占い術は、過去から未来へと流れる一方通行の時の流れが根底にありました。それは何千年間の星々の動きにも、生老病死のひとりの人間の人生にも、同じように流れる唯一無二の時の流れでした。

時の流れも波動です。人は時間を奪われると波動が下がります。

三次元世界の為政者は、人々から時間を奪い取ることだけを考えてきました。

時間を奪われた人々は、我欲とエゴと煩悩の奴隷と化します。奴隷同士で時間の奪い合いをさせると、ヒエラルキーができます。財力や権力、暴力、独占力が渦巻くヒエラルキーですが、結局、その中にいる全員が、波動の低い時間の奴隷でした。

奪い取った時間は、すべてヒエラルキーの外にいる為政者が吸い取ってきたのが三次元世界でした。

国や帝国が栄枯盛衰しようとも、人類が絶滅に瀕《ひん》しようとも、お構いなしに黙々と時間を吸い取ってきた為政者は、時には現人神として、その陰影を垣間見ることもできましたが、情報操作や宗教を用いて、その存在を誰にも気づかせないまま、数千年が過ぎ去りました。

三次元波動の世界にいる限り、時間奴隷のままです。

ヒエラルキーの中で輪廻転生しながら、殺し殺され、犯し犯され、貧富や主従を浮き沈みしながらさまざまな人生を送り続けます。そのどれもが時間奴隷のままでした。世界のすべてを手中にしたとしても、それはヒエラルキーの中の空言《そらごと》であり、決して為政者にはなれませんでした。

輪廻転生から解脱して五次元波動になれば、もう時間を奪われなくなります。その唯一の道となるはずの宗教も、やはり一大ヒエラルキー世界であったために、奴隷化された三次元波動の人々は、生かさず殺さずのまま一生を終えるのが常でした。

宗教の中にも、政治の中にも、経済の中にも、慈愛の中にも、三次元ヒエラルキーの為政者は見当たりません。もちろん五次元の世界にも、空と無の世界にも、黄泉の国にもいるはずがありません。異星人や地底人、異次元人が為政者の正体ではありません。

為政者とは誰で、どこにいるのでしょうか？

三次元世界は、陰陽の世界です。すべてが陰陽の中にあります。過去から未来へと流れる時の流れのうねりが陰陽の源です。平行次元を考慮に入れると、無数の時の流れが波打っているのが、三次元世界です。それは海のように波同士が干渉しあって、大波小波を生み出しています。そのすべての波が陰陽です。

海のある一点を見つめていると、波が陰陽しているのが見えます。ひとつの波を目で追っていくと、波が陰陽しながら進んでいくのが見えます。陰になれば、次は陽が来ます。次はこれくらいの陽が来るだろう……これが三次元世界の占い術でした。

輪廻転生にも陰陽があります。三次元波動から解脱しない限り、死後の世界にも陰陽がつきまといます。多くの魂たちは、染み込んだ時間の呪縛を解けないままに、また再び三次元世界へ転生していってしまいます。魚が陸へ上がるのを怖がったように、時間の呪縛から外れるのが怖いから、陰陽の呪縛の海から出ようとしない、出て行けないのです。

四次元波動の黄泉の世界では、陰陽の海は凪《な》いでいます。肉体を持たない分だけ、我欲とエゴの煩悩の風が吹かないからです。

そこは両生類たちの世界のようです。肉体と時間の呪縛からは外れたけれども、まだ大いなる光の中を上がって、五次元波動になるのを躊躇している魂たちです。陸へは上がってみたものの、またすぐに海へと逃げ込める浜辺にたむろしている魂たちです。

私はあの眩しい神意識体と合一してもよいのだろうか？　神は私の中にあるが、私は神の中にいてもよいのだろうか？

神々がいくら大丈夫ですよ、と手招きしてくれていても、この自己卑下を乗り越えない限り、五次元世界へは入れません。

黄泉の国から見上げれば、真夏の太陽のように眩しく輝く五次元世界が見えています。「そうだ！　大丈夫だ！」と自己卑下を手放せば、五次元世界へ入って行けます。

五次元世界から、四次元の黄泉の国の陰陽の凪いだ海を眺めていると、どこからか為政者の香りがしてきます。三次元の陰陽の海に目を凝らしていると、波間にチラチラと為政者が見え隠れしているのがわかります。

三次元世界の為政者は、陰陽の波間に潜んで、天地自然の理《ことわり》を崩さない程度に、上手に干渉していたのです。波力発電のように、人々から世界全体に至るまでのすべての陰陽の波から時間を奪い取るために、三次元世界に絶えず波風を立てる企てをしてきた為政者は、決して陰陽の波に翻弄されません。大波が打ちつけてきても微動だにしない岩礁のような存在です。その確固たる姿は、三次元波動の人々からすれば、神のように見えました。宇宙の怒りを鎮め、天地自然がもたらす大災害から護ってくれる神として、崇め奉りさえしてきました。

為政者は誰で、どこにいるのでしょうか？

為政者は、三次元と四次元世界の陰陽の海の波間にいました。

陰陽の波を起こす存在が、為政者の正体です。

生きとし生けるものすべての我欲とエゴと煩悩の集合意識体が、為政者です。

地球意識体も岩石鉱物も、山も川も海も大地も、すべての意識が、この集合意識体を成しています。

奪い取ってきた時間は、波動エネルギーに転換されて、地球の集合意識体に蓄えられてきました。

いつか地球が五次元波動にジャンプアップするために……そして2018年、五次元宇宙から送られてきた膨大なエネルギーと共に、この時間波動エネルギーを用いて、地球意識体は無事に五次元化できました。

五次元化した地球意識体には、もう陰陽の波が生み出す時間波動エネルギーは要りません。時間奴隷も、ヒエラルキーも不要です。陰陽も不要になりました。

五次元世界では、過去も未来も平行次元もすべて「今この時」に収束したままです。三次元世界的な過去から未来への時の流れは消え去り、五次元世界の時は「今この時」にあります。過去を見たり未来をのぞいたりすることはできますが、「今この時」との繋がりは想念だけになります。こうなりたい、これをやりたい……と想念すると、その未来が具現化していくのが五次元世界です。

五次元波動は、慈愛と感謝と喜びと幸せの波動です。我欲もエゴも煩悩も浄化されてしまった五次元世界の住人は、優越感も孤独や権威も勝利の快感も求めません。慈愛と感謝と喜びと幸せの想念だけで日々を過ごします。

そんな五次元世界の住人には、もう占い術も不要です。

農作物のために雨が降って欲しい想念と村祭りだから晴れて欲しい想念がぶつかると、夜に雨がたっぷりと降って、朝から晴天になります。

伴侶との出会いがないのは、今のうちに精一杯自由を楽しんでおきなさい、という神さまの配慮だということをみんな知っています。

三次元世界から引きずってきた難病奇病や死病も、いずれ治るのだから「大丈夫だよ。気のせいだよ」と笑って過ごせます。

お金も仕事も友人も愛も、そのうち回ってくることをみんな知っています。

「今、お金がないのです」「今、やりたい仕事がないのです」「友人がいません」「愛に飢えています」と世界に向かって叫んでおけば、どこかから何かが巡ってくるのが五次元世界です。

五次元世界では、我慢は禁物です。辛かったら、天に向かって言ってみる。そこで天の即レスを求めない。言ったら忘れる。ギリギリ間に合うタイミングで「それ」は巡ってきます。「ええ～、そう来たか～、さすがやな～」になります。

大いなる存在に生かされている、見守られているのだから大丈夫！　日々を慈愛と感謝と喜びと幸せで過ごすことが大いなる存在の御心だ、とゆるゆる生きている五次元人たちに、もはや占い術は必要ありません。

占ったところで、「晴れ渡る　月の光に　うれしくも　行手の道の　さやかなりけり」。

願望　あせらず騒がず、ゆるゆる進んでよし。待人　おそけれどきたる。生産　さわりなし、安心せよ。病気　長びけ共平癒す。縁談　後の方末長く見込あり、さわぐな。となること必至です。

五次元世界の占い師は、共に祈ってくれる人になります。想念を具現化する時、一緒に同じ想念で祈ってくれる人が多いほど、早く具現化します。「気のせいだよ〜、大丈夫だよ〜」と笑いながら共に祈ってくれる人が、五次元世界のヒーラーとなっていきます。

アカシックレコード

三次元世界には、アカシックレコードがありました。そこは、人類だけでなく宇宙すべての過去と未来の情報を記録した大図書館でした。

三次元世界の人々は、我欲とエゴと煩悩と時間にがんじがらめにされていて、人生そのものに自由がありませんでした。ひとつの人生の節目から伸びる「もうひとりの私」の平行次元の数も、少ない傾向にありました。何度生まれ変わっても、いつもの人生の節目にさしかかると、いつもと同じ選択をしてしまいます。

三次元世界の学びは、財と愛と病と生きがいがもたらしてくれます。財を学ぶ人生、愛を学ぶ人生、病を学ぶ人生、生きがいを学ぶ人生。同じ人生の学びを、何度も何度も繰り返しながら輪廻転生していると、財、愛、病、生きがいの人生はパターン化されてしまいます。

「この人の今生は、このテーマで、このパターンだから、これからこうなって、最後はこうなる……」と、ヒーラーやチャネラーが依頼主のアカシックレコードを読み取ることは容易なことでした。

五次元世界にもアカシックレコードが存在しています。

それは三次元世界のアカシックレコードとは比べものにならない高い波動の情報庫です。

五次元波動となった人は「今この時」を生きています。我欲や時間の呪縛から解き放たれた自由人なので、人生を楽しむための節目が次々とめぐってきます。五次元人はどんな人生の節目がめぐってきても、常に慈愛と感謝と喜びと幸せの道を選びます。

五次元人は、人生の節目ごとで選ぶ道が違ってきます。勝手気ままなようにも見えますが、直感的に「これだ！」と決めた道を進みます。三次元人と違うところは、「やっぱり違った！」と後戻りを平気でやってしまうところです。「今この時」を生きていると、他人の朝令暮改は気になりません。

人生に後戻りを許すと、とても生きやすくなります。

過去を忘れることもできます。辛かった過去が「そんなこと、あったっけ？」になります。嫌いになった人や別離した人との過去も、良い思い出だけが残ります。今生のリフレーミングが自然に起こってしまうのが五次元世界です。「今この時」を慈愛で生きるだけで、過去も未来も、感謝と喜びと幸せ波動になってくれます。

三次元世界のアカシックレコードは、読み取り専用でした。ヒーラーやチャネラーが依頼主のアカシックレコード情報を上書きすることはできましたが、アカシックレコードを書き換えるためには、ヒーラーやチャネラー自身の解脱が必要でした。重要な占いや祈願を託された神職が斎戒《さいかい》して神託を授かったのも、自らの我欲や煩悩がアカシックを曇らせたり、邪念で上書きしてしまうのを畏れたからでした。

五次元世界のアカシックレコードは、読み取りも書き込みも自由です。

元々が五次元波動の情報庫ですから、三次元波動の人にはアクセスできません。五次元人なら誰でも、五次元の地球と地球人の情報だけでなく、五次元宇宙のすべての情報にもアクセスできます。五次元アカシックレコードを通じて異星人や地底人にも、宇宙のさまざまな星々の意識体にも、宇宙意識体や神意識体にもアクセスできます。

五次元のアカシックレコードへの書き込みは、上書きではなく、書き換えることになります。元々あった過去や未来が一旦消去されて、新たに書き換えることになります。過去も未来も思うがままに創り出すことができるのです。過去は楽しく、未来はワクワクに書き換えるのが五次元の流儀です。

五次元のアカシックレコードには、三次元地球世界の情報も五次元波動で保存されています。五次元世界の人たちには、２０２０年以降の三次元世界がどうなっていくのか……が見えています。三次元波動のままでは、五次元世界には入れません。できるだけ多くの人たちが五次元波動に目覚めて欲しい、と願っていますが、三次元世界の未来を書き換えるだけの膨大な波動エネルギーは、五次元化したての今の地球にはありません。

五次元化した人たちは、自分ができることで、三次元波動の人の救済に努めているのが現状です。それは地球人を見守ってくれている異星人たちやさまざまな星々の意識体も、宇宙意識体や神意識体も同じです。

三次元世界にある日突然、宇宙船の大船団が降りてくる近未来はありません。人類滅亡のシナリオは幾通りもありますが（付録参照）、五次元世界も異星人たちも、ただ静かに三次元世界の終焉を見とどけるだけです。

三次元のアカシックレコードには、三次元世界のすべての病の情報も蓄えられています。うまくアクセスできれば、目的の病の情報をこの世に持ち帰ることができます。アクセスする際に、病名や病状でアカシックレコードを検索すると、その病の治療法がわかります。

ただし、そこにはその患者さんがなぜその病になったのか？　その病の意味は何なのか？　その病から何を学ぼうとしているのか？　が抜け落ちています。

三次元のアカシックレコードを検索する際には、○○さんが△△病になった根本原因と意味・学びと治し方をひとまとめにしてアクセスしなければ、正しい情報は得られません。Aさんの胃ガンの治し方とBさんの胃ガンの治し方は違うのです。同じ玄米菜食でも、Aさんには最高の食養生ですが、Bさんには食毒になってしまうことが往々にしてあります。

三次元世界では、病を診るよりも、人を診ることが大切なのです。病がその人に何を気づかせ、何を学ばせ、何を手放させようとしているのか？　三次元のアカシックレコードには、今の病と同じシチュエーションの過去生と平行次元が無数に記録されています。病を治すことも大切ですが、魂が求めているのは、病の意味に気づき、学び、手放すことです。

三次元のアカシックレコードを病の治療情報庫として用いるだけでは、魂は喜びません。病が治った過去生がひとつ増えるだけで、魂は同じ学びのために、また輪廻転生を繰り返さなければならないからです。

五次元のアカシックレコードには、病の情報はありません。五次元世界自体に、病がないためです。

五次元世界では、心身魂の声と直感が未病を知らせてくれます。

宇宙人病や次元病は、五次元波動の宇宙人や地底人が、三次元世界へ遊びに来るために、無理して波動を下げたことと、地球の五次元化に伴う重力磁場や波動エネルギーの大きな変化に翻弄されるという、予期せぬ異常反応が原因となっています。

五次元人は「今この時」に生きているので、過去生も平行次元もありません。五次元人に生じている宇宙病や次元病は、地球と人類の五次元ジャンプで生じた未知なる病なので、五次元アカシックにも情報がないのです。

宇宙の医神さまや薬師如来さまに五次元の病について尋ねても「？？？」な返事が返ってくるだけです。それは、宇宙のゼロポイントにおられる宇宙の創造主さまに尋ねても、よくわからない病です。五次元アカシックレコードも当然、白紙です。逆にこれまでの数々の試行錯誤をすべて記録されてしまいます。

三次元の病には、必ず意味・学びがありました。五次元の病には、それがありません。その代わりに、五次元の病にはキーワードがあります。

「気にしない」

すべては「気のせい」です。気を慈愛と感謝と喜びと幸せで満たせば、ゆるゆるさやかに治っていきます。

焦りは禁物です。五次元世界は、必ず愛の伴侶と出会います。

愛の伴侶が現れたら、五次元病は治癒に向かいます。

愛し愛され、愛を五次元波動に高めていけば、五次元病は平癒していきます。

辛さや焦りは気の波動を歪めます。だから「気のせい」で「気にしない」なのです。

五次元世界に占い術がないのは、誰も気にしないからなのです。

龍神化身術

どん底病に陥ることは防げません。浄化・覚醒とどん底病は、コインの裏表です。

どん底病は、浄化と覚醒が起こっている証ですので、唯一の予防方法は「私は目覚めない！」と宣言して、三次元世界に固執し続けることです。

どん底を這い回り万事休す、絶体絶命などん底の底にたどり着いたなら、龍神化身術が使えます。

三次元波動の人たちにとって、龍神は神さまです。お祈りしたり、願ったり、護っていただいたりするありがたい龍神さまです。

五次元世界では、龍神はひとり一匹持っている使徒であり、ペットのような存在です。

自分の下丹田のあたりが龍神君の寝床で、ふだんは中脈・クンダリーニの流れの中をゆったりと泳いでいます。もちろんいつでもお話ができます。

龍神は、ペットのワンコのように何かを命じられるのが大好きです。

使徒ですから、ご主人さまに仕えるのが最上の喜びです。ご主人さまと一緒に何かをするのが生きがいです。

逆に、ご主人さまから崇め奉られて上げ膳据え膳されると、ふてくされてしまいます。祈願ではなく、命じて欲しいのです。

誰もが生まれながらに一匹の龍神を自分の下丹田に宿しています。

それは両親やご先祖から受け継ぐのではなく、生まれてくる前の天上界で、自らが選んだ龍神が下丹田に宿るのです。

魂は悠久の旅を続けているので、幾多の転生を共に過ごしてきた顔なじみの龍神を、誰もが持っています。五次元世界へジャンプアップしようとしている「今この時」を生きている人たちは、そんな最も信頼でき、最高に有能で、どんな時でも勇猛果敢に働いてくれる最高最強の龍神を連れて来ています。

三次元世界にドップリと浸かっていると、さまざまな毒が龍神を弱らせます。我欲とエゴと煩悩が強いほど、内なる龍神は、骨盤奥深くに潜り込んで眠ってしまっています。ひどい時には、化石化している龍神が見えることもあります。

三次元世界での成功と幸福をこのまま楽しみたい人たちは、そんな内なる龍神を覚醒させる必要はありません。たとえ覚醒させても、更なる成功と幸福を運んできてはくれません。どんなに崇めたとしても、得られるのはプラセボ30％効果だけですが、三次元世界ではそれで十分でしょう。

内なる龍神を目覚めさせるには、何と言っても三次元世界の毒抜きが必須です。食養生と生活養生から始まって、中脈・クンダリーニの浄化と活性化が必要です。詳細は拙著『龍神覚醒術』（三和書籍）をご覧ください。

龍神が目覚めたら、使徒として使ってみましょう。ワンコとボール遊びをする要領です。空の雲の形を思い描いたように変えてみるのが入門編です。食べたいものや欲しいものを内なる龍神に命じてみるのも面白いでしょう。

龍神に命じる際には、簡単明瞭な言葉を使います。

否定形（～しない、～でない）や仮定形（もし～なら、できれば～）はＮＧです。株価やギャンブル、選挙結果への干渉などはできません。地球規模の環境問題や世界平和への寄与も、あくまでプライベートな龍神ですので、あまり効果はありません。そして、いよいよどん底病に落ちた時に、この龍神化身術を内なる龍神に命じます。どん底病は、三次元世界と五次元世界の狭間にあります。どん底病の中をさまよっている間に、三次元世界の私と五次元世界の私という平行次元が形成されます。どちらの私もとてもリアルな私ですが、どん底病の中では、心身魂はすでに五次元世界ですが、主観だけが三次元世界のままの状態です。いくら心身魂や想念・意識は五次元波動でも、一文無しで借金地獄の「財」や四面楚歌《そか》でひとりぼっちな「愛」や難病奇病や死病の「病」は、三次元世界のままでリアルなどん底が続いています。

そこで、内なる龍神に命じます。

「三次元世界の私に化身せよ」

三次元世界の平行次元の方をすべて、三次元の私に化身した龍神に背負わせてしまいます。

三次元世界の主観を私に化身した龍神に託せば、三次元世界の出来事は、龍神を仲介した客観的な出来事に変わります。

当事者は、私に化身した龍神です。本当の私の心身魂も主観も五次元世界にありますから、たとえ三次元世界の私がリアルに自己破産しようが、死病で余命数週間に陥ろうが、世の中から完全に無視されようが、他人事のように客観的に向きあえます。

主観がどちらの世界にあるかが大切です。

主観が五次元世界にある時、三次元世界での出来事も、どん底病も、「気のせい」にできます。

五次元波動の人にとって、三次元世界のすべては「気のせい」です。

病も貧乏も孤独も気のせいです。そこに居るのは、三次元の私の化身となった龍神です。

私の主観は五次元世界に居て、龍神のレポートを眺めているだけです。

これが龍神化身術という、どん底病の特効薬です。

病のどん底病の人は、病に苦悩し、苦痛に耐えきれず、死にたい、と叫んでいる三次元世界の「もうひとりの私」を演じるのです。本物の私は、客席から観客の目で通し稽古《ゲネプロ》を観ている演出家です。迫力の演技についい感情移入して、自分も痛んだり苦しくなったり涙を流したりしてしまいますが、どこか醒めた目でも観ています。

あまりに苦痛がひどいようなら、席を立って外の空気を吸いに行っても構いません……体外離脱したり、空と無の世界へ逃避するのは、決して悪いことではありません。

痛いの、痛いの、飛んでいけ〜です。

病が治った演技をするのではなく、病で苦悩する演技をするのが龍神化身術です。

財のどん底病なら、最悪の自己破産となり、債権者会議でボロかすに罵倒されている「もうひとりの私」を演技イメージします。誰の過去生の中にも、同じ破産のシチュエーションで奴隷や娼婦に売り飛ばされた人生など、山のようにあります。そんな最悪最低の過去生を見るように、今のどん底病を天から俯瞰《ふかん》すれば、演じるべき演技イメージがリアルに見えてきます。すると、最悪最低が垂れ流してくる不安や恐怖、羞恥や懺悔《ざんげ》、自己否定や失望が靄《もや》のように消えていくのがわかります。

愛のどん底病なら、孤独を思いっきりいじけてみましょう。どうせ私なんか……を毎日100個思い浮かべましょう。どうせ私なんか……は、「もうひとりの私」への演技指導です。ダメ出しをしているうちに、気がつけば「私」は、五次元世界の私に入れ替わっています。

ダメな私は、龍神が化身した俳優です。病の私も、極貧の私も、孤独な私もすべて俳優さんです。本物の私は、五次元世界から演技を観ているだけです。

これは三次元世界と五次元世界が「今この時」にある今だからこそ、使える秘術なのです。

エピローグ　五次元のお医者さん

五次元世界に病はありません。

すべての病は、三次元波動の乱れと汚れから生じていました。

まず五次元波動になりましょう。

心身魂の全体性が五次元波動になれば、病となった臓器やこころも、次第に五次元波動に共鳴して自然治癒力と蘇生力が高まり、病は自然治癒へと向かいます。

２０１８年から始まった地球の五次元化の影響を受けて、人々の生活にも世界観にも、ゆっくりと五次元化の波が広がってきています。

もうすぐ、我欲とエゴと煩悩だらけだった三次元世界の終焉を、誰もがその実生活レベルで直接体験することになります。

人々から羨望《せんぼう》の目で見られていた職種ほど、２０２０年以降、地獄のような苦しみを味わうことになるでしょう。

権威と名誉を失います。

財を失います。

財で支えられていた愛が消え失《う》せます。

支配と従属の関係が崩れ孤独に陥ります。

依存していた組織が瓦解《がかい》して、独立自尊になります。

心身のストレスから病を患います。

例えば「お医者様」の近未来をのぞき見すると……救急救命医などの救急医療に携わる医師以外は、すべて失業してしまいます。

２０２０年以降、医療製薬業界、食品産業界、マスコミ界などの闇が、次々と暴かれていきます。

それまで健康に良いとされていたもの、病気を治すと信じられていたものが、すべて嘘だったことが知れ渡っていきます。トクホも減塩も生活習慣病もワクチンも予防接種も健康診断も、すべて闇だったことに気づく人たちが増えていきます。

精神医療の闇も暴かれて、もう誰も向精神病薬など飲まなくなります。

ガン治療の闇が暴かれて、ガンの死亡率が下がり始めます。

子どもたちは、本来の子どもらしさを取り戻して元気に遊び始めます。

そう、もう検査と病名宣告とお薬が大好きな「お医者様」は要らなくなったのです。

病人が減ってしまうと、医療保険も老人医療も、システム自体が壊れてしまいます。

蝕《むしば》んでいた政治と行政とマスコミから阿鼻叫喚《あびきょうかん》が上がります。

五次元世界に病はないので、医者はほとんど必要ありませんが、２０３２年前後までの三次元から五次元化の過渡期には、五次元波動化を助ける医者がまだ必要になります。

五次元世界に生き残る医者の条件は……
①　食養生と生活養生を実践しているお医者さん。
②　波動量子的に診ることのできるお医者さん。
③　亡き人や妖精や守護霊、神々などの高次意識体と繋がっているお医者さん。
④　自らの意志で三次元波動に降りたり、平行次元や過去生などの異次元時空間にアクセスできるお医者さん。
もちろん薬を出すことはありません。

何より大切なのは、五次元波動のお医者さんであることです。

２０２０年以降の五次元世界に生き残った医者は、もう既存の三次元世界の医療システムで診療することはできません。食養生も生活養生も、既存の医療システムを全面否定してしまうからです。

検査をしない、薬も出さない、「予防に」「念のために」と手術や健診などしない、ひとりの患者さんにたっぷりの診療時間を取ってしまう……これでは医療収入が皆無になるように、三次元世界の医療システムでは仕組まれていました。

五次元波動のお医者さんは、薄利多売な三分診療しかできなかった医療システムとは決別します。

２０１８年以降、まずベンチャー企業の社長たちに、五次元波動への目覚めが始まりました。社員数名の会社ほど五次元波動への目覚めが早く、２０１９年末には、社員数百名のベンチャー企業の社長たちにも目覚めが広がってきます。既存の大企業や官営企業の経営者たちは、残念ながら五次元化には最後まで乗り遅れるでしょう。経営者よりも従業員の方が早く五次元化に目覚めるかもしれません。

２０１９年以降、このような五次元波動に目覚めた会社に、五次元波動のお医者さんは、五次元世界の食養生と生活養生の指導のために呼ばれるようになります。

小さい会社ほどスタッフを大切にします。三次元世界に蔓延《まんえん》している心身の病に倒れられたら、会社の存亡の危機になります。

五次元波動化した社長は、既存の健診が百害あって一利なしだとわかっています。検査漬け、薬漬けでどんどん病気を作っていくシステムの闇が見えてしまっています。

しかし、三次元医療システムは、政治行政的に健診を義務づけているし、スタッフとその家族の多くは、まだマスコミの洗脳から目覚めてはいません。

「どうしたものか……？」

そこで、五次元波動のお医者さんの出番です。

労働安全衛生規則では、ある程度の検査項目が決められてはいますが、胸部レントゲン以外は、どれも心身の侵襲がない検査ばかりです。検査結果の判定は医師の裁量内ですので、五次元波動のお医者さんが健診して、五次元の食養生と生活養生をしても、何ら問題はありません。

五次元世界は、三次元世界の常識とは正反対の暮らしになります。やるべきこととやってはいけないことが真逆になるのです。これには誰もが大いに戸惑います。

五次元波動のお医者さんだって、五次元波動に目覚めた頃には戸惑いだらけで七転八倒していましたから、初めてこの五次元世界に触れた人たちの戸惑いはよくわかります。五次元世界への露払いであり、先達だからこそ、我が身のことのように優しく導いてくれます。

五次元波動化の最中には、この龍神医学に詳しく述べているような不定愁訴や奇病が生じることがよくあります。

五次元波動のお医者さんならば、それらの症状が、三次元波動から五次元波動へのジャンプアップに伴う龍神病であるかどうかを診ることができます。

龍神病の主たる治療法も食養生と生活養生です。ほとんどの龍神病が食養生と生活養生で治ります。五次元波動のお医者さんの企業健診を受けていれば、そんな龍神病も、未病のままで治してしまうことができます。

五次元世界は、愛の世界です。

慈愛と感謝と喜びと幸せに満ちあふれた世界です。

怒りや支配とは無縁の世界なので、お医者様から叱られたり、脅されたり、何かを強制されたりすることはありません。

お医者さんは、自分や他の患者さんの体験談を面白おかしく語ってくれます。必要な情報は、一緒に探してくれます。食養生と生活養生をするかどうかも、患者さんに一任してくれます。

五次元世界では、寿命も飛躍的に延びます。

病がなくなると、老化も進みにくくなります。２００歳、３００歳は当たり前で、５００歳以上生きる人も現れます。

そうなると、自分の人生がいつ終わるのか？　ではなく、いつまで生きるのか？が問題になってきます。

自分の人生の終わりを、自分で決めなくてはいけない世界です。

その観点に立って、五次元のお医者さんは、個々に合った食養生と生活養生を語ってくれるだけでなく、人生哲学や生きがいについても、魂のレベルから語ってくれます。

五次元の愛の世界は、愛の伴侶と二人三脚の世界です。

必ず愛の伴侶が現れるのが、五次元世界の特徴です。

五次元のお医者さんも、もちろん愛の伴侶と暮らしています。

そんな伴侶との愛し合い方も、具体的に語ってくれます。チャクラの開き方も、エクスタシーの高め方も、宇宙の愛のエネルギーとの合一の仕方も、真摯《しんし》に語ってくれます。伴侶へのマッサージの仕方や指圧按摩の仕方にも詳しいでしょう。

宇宙は愛です。

五次元世界には病はありませんが、愛という無限のテーマがあります。

五次元のお医者さんは、もう病を診ることはなくなってしまいますが、その代わり、宇宙の愛を深めること、愛を探究することに熱意を注ぎます。

五次元のお医者さんは、愛について何でも相談できる愛の智恵者なのです。

謝辞

金星人の愛妻ゆなさんのおかげで、
観音さま、お薬師さま、宇宙の医神さま、空と無の神さま、ゼロポイントの神さま、
素戔嗚尊《すさのおのみこと》と八重垣の姫さま、伊弉冉《いざなみ》さま、サムハラ大神さま、龍神さんたち、
地底人さんたち、宇宙人さんたち、闇の神さまと闇ボスさん、華佗老師とユトク老
師、八百万《やおよろず》の神々さまと繋がることで、この本が生まれました。
五次元の愛の伴侶であり、宇宙でいつも一緒に波瀾《はらん》万丈な大冒険を繰り返してきた
我が愛妻さんに、この本を捧げます。
ありがとうございます！

付録　悪魔の黙示録

龍神カルテ⑧　最悪な近未来ビジョン

「光の前世療法」の光との対話の最後には必ず、近未来のビジョンを光さん（神さま）に見せていただいております。

そこで見える近未来は、個人的なビジョンばかりではなく、地球の近未来のビジョンやこの世の近未来のビジョンが見えることもあります。

2018年以降、光さんが見せてくださる近未来の、この世や地球のビジョンに大きな変化が現れました。3年前までは、ほとんど見かけなかった地獄のような近未来のビジョンを見せられる方が急増しているのです。

人類滅亡の近未来のビジョンの代表例を、掲げさせていただきます。
これらは、「今この時」の人類への最終警告だと思います。

とてもネガティブで、悲壮的、悲観的、残虐で恐ろしい未来ビジョンばかりですので、
・精神障害の方（特に、うつ病、パニック障害、不安恐怖症の方々）
・落ち込みやすい方
・ネガティブ思考の方
・不眠症の方
……は、お読みにならないでください。

幻覚幻聴が主訴の幽幻病の症例

Q「病が治った未来の私の姿を見せてください」

A「地球が見えます。私は宇宙に浮かんで地球を見ています」

Q「あなたはどんな姿をしていますか?」

A「今と同じ姿です。少し髪が短くなっていますが、今の私です。身体にピッタリな服を着ています。シームレスで薄黄色な服です。ここは宇宙船の中です。私は宇宙船の中から、地球を見ています」

Q「まわりに誰かいますか?　どんな人がいますか?」

A「同じような服を着た人たちがたくさんいます。服の色はいろいろで、カラフルです。みんな、地球を見ています」

Q「今、どんな気分ですか?　何を考えていますか?」

突然、泣きながら、「とても悲しいです。みんな、泣いています。地球を救えなかった……みんなでがんばったけど……ダメでした。悔しいです。悲しいです」

Q「何が起きたのですか?　地球はどうなるのですか?」

A「すべてが終わりました。地球は今、長い眠りと浄化に入ろうとしています。私たちはここに戻って来られましたが、とても大勢の人たちが地球に残されています。あの人たちも、地球と一緒に長い長い眠りに入ります。あの人たちは、もう目覚めることはありません。すべては終わってしまったのです」

Q「地球はこれからどうなるのですか？」

A「自らの意志で、氷の星となります。すべてが厚い氷で被われた星になります。それは浄化です。サナギの中で蝶に生まれ変わるのです。休息と浄化が終われば、新しい五次元の青い地球となって蘇ります。

生まれ変わった地球に、私たちは再び降りて行きます。新しい町を作り、新しい暮らしを始めます。宇宙からもたくさんの宇宙人たちが降りて来て、一緒に暮らします。みんな、仲良しです。そこは愛だけ、すべては愛の世界です。地球も喜んでいます。『楽しくて仕方ないよ』と言っています。これでよかったのです」

このように、アイスボールとなった近未来の地球のビジョンが見えた方々が急増しています。地球の全球凍結は、三次元世界で考えられているよりも急速に起こってしまうようで、今、三次元世界を楽しんでいる方々の魂の多くは、地球と共に凍結されてしまう運命にあるようです。

幽幻医学で「地球人の着ぐるみを着た宇宙人だ」とわかった方々は、自分の宇宙船に戻って、地球が全球凍結していく様子を見ているという近未来のビジョンを得ることがほとんどです。

Q「どうしたら、地球の全球凍結の未来を変えることができますか？」

A「すでに地球の意識体は五次元化しました。地球人たちの波動が三次元のままでは、地球は苦しく、悲しいのです。だから、浄化します。古くなった服を脱いで、汚れた体をきれいに洗い流すようなものです。そこに何の他意もありません。すべては浄化です」

Q「全球凍結を免れた『もうひとつの地球』のビジョンも見せてください」

A「青い地球が見えます。宇宙の中で生き生きとしている地球です。地球人たちは、無事に五次元化を終えて、私たちと一緒に暮らし始めています。もう大丈夫です。浄化は終わりました」

Q「その地球人たちには、何が起きたのですか？　何をしたのですか？」

A「五次元波動に目覚めました。三次元の世界を自ら捨てました。我欲を捨てることができました。（地球に降りていた）私たちの声に耳を傾けて、私たちの世界を受け入れてくれました。宇宙の愛に目覚めてくれたのです。だから、できました」

Q「すべての地球人が目覚めたのですか？　どれくらいの地球人が目覚めたのですか？」

A「すべてではありません。数ではありません。三次元世界には、多数決や優劣がありましたね（笑）。

思いのパワーが大切です。古い三次元波動へ意識を向けると、恐怖と不安に支配されます。闇に飲み込まれてしまいます。五次元世界だけに意識を向けて、宇宙の愛の中だけで生きていくのです。難しいことではありません。宇宙では誰もがやっていることですよ、『普通に』ね」

Q「青い地球意識体さんからも、何かメッセージをもらいましょう」

A「私はもう準備万端で、あなた方が目覚めるのを心待ちにしています。あなた方が目覚めるお手伝いなら、何でもします。愛に目覚めてください。宇宙も生命も愛しかありません。愛がすべてだということを、どうか早く思い出してください。私は最後のその時まで、あなた方の目覚めを待ち続けます。大丈夫、こうやって私と繋がってくれたのだから、後は自然に流れていきますよ」

悪夢が主訴の霊障病の症例

Q「今日、治療を受けなかった未来の私の姿を見せてください」

A「自分の部屋の角で、とても脅《おび》えてうずくまっています。外は真っ暗ですが、電気もつけず、ただガタガタと震えています。目の前に……どす黒い血がべっとりとついた包丁と料理バサミが転がっています。僕の手も血だらけです。髪の毛も、顔も体も血だらけです。

寒くて凍えそうです。頭がガンガンと痛みます。また、あの強烈な電波が襲ってきて、僕を支配しています。頭が割れるように痛い……。

今、僕は体から浮かび上がって、部屋の僕を見ています。また、あの映像が襲ってきました。

下の僕は包丁を持って、グラグラと揺れながら、部屋から出ていきます。階段を降りて……リビングに血だらけで息絶えた母と妹が見えます……僕がさっき殺《や》りました。

逃げた父を探します。道にもたくさんの死体が転がっています。僕には父の居所がわかります……あの電波に指示されます……駅に逃げてもムダです。電車なんかもう来ません。

今、父はゾンビの集団に殺されました……僕も同じゾンビです。『すべてが敵だ！　殺《や》れ！　殺れ！』と映像が叫んでいます。

今、僕も背中を滅多突きにされて、死にました。僕を殺ったのは……同級生の母親でした」

宙に浮かんでいる彼の意識体に尋ねました。

Q「その世界では何が起きているのですか？」

A「殺し合いです。無差別の殺戮《さつりく》です。『最後のひとりになるまで殺し合え！』と、あの電波が命じます。みんな、あの映像に支配されています。あの映像通りに動いてしまいます。憎しみです。怒りです。恐怖です。死んだのに……まだ、恐怖の中にいます。憎しみと怒りが襲いかかってきます」

彼の意識体を、光の世界へと導きました。マリア様の姿をした光さんが、しっかりと抱きしめてくださいました。

Q「マリア様、あの未来は何ですか？　どうして、あんな未来になったのですか？」

A「三次元世界の終末のひとつを見てもらいました。あなたも気づいているように、あの未来では、家畜たちの激しい怨念と怒りが爆発しました。

増強された電磁波が、家畜たちの怨念と怒りと、人間たちが持っている恐怖と殺戮の快感を映像化して、人間たちを狂気に走らせました。

あれは自業自得です。救いようがありません。ほら、もう世界中に狂気が広がりましたよ。直《じき》に核戦争で自滅します。あの世界は終わりました。もう忘れてください」

Q「その後の地球は、どうなるのですか？」

A「地球の意識体は、浄化と休息を欲しています。今の陸地はすべて一度、海に沈めます。海の浄化も必要ですから、海を大きく攪拌《かくはん》します。

動植物たち？（テレパシーで読まれました）

心配要りません。すでにすべての動植物たちのタネと波動は、地底人と宇宙人たちの元にありますから、大丈夫です。

地球の浄化と休息が終われば、新たな大陸が現れます。そこでタネは芽生えます。

新たな人間ですか？

そうですね……あなたたちとは姿形が違う『人間』が生まれ、繁栄していくかもしれませんよ。宇宙は進化していますから、次の『人間』も、多少は進化してもらわないと困りますからね。

次の『人間』たちも、あなたたちと同じように三次元波動を楽しみます。

そして、同じ五次元化のチャンスを迎えるでしょう。あなたたちよりも上手に、多くの人々が五次元化できればいいですね。

地球はすでに五次元化したのではないか？　ですか……。

次の『人間』たちのために、五次元化した地球は、三次元波動の「もうひとつの地球」を置いていってくれました。地球規模の大きな平行次元が、またひとつ増えましたね。これも宇宙の躍動の一コマです。だから宇宙は楽しいのです」

Q「私の悪夢の意味は、何だったのですか？」

A「目覚めを促《うなが》しました。すべてあなたの魂が予定した通りです。あなたが今日、見た悪夢の原因となった過去生を浄化する必要があったのです。過去生も平行次元も、すべてを浄化して、五次元世界へと向かいたい、とあなたの魂は願ったのです。

今日、悲惨な未来を見て、その恐怖を語る語り部たちの一員となることを選んだからです。いよいよあなたが目覚める時が来ました。

さぁ、すべてが味方をしてくれますから、思う存分、今生を楽しんでくださ い」

ある霊障病の症例

Q「病を治せなかった未来の私の姿を見せてください」

A「自宅のベッドで寝たきりになっています。

先生と仙人さん（光さん）に言われた食養生も尿療法も生活養生も、長続きできませんでした。親戚のお医者さんの猛反対に、父母も私も屈してしまいました。あれからいろいろなお薬を飲んでいますが、悪くなる一方です。でも、もうよいのです。どうせみんな、もうすぐ死んでしまうのですから。世界中に、あの悪魔病が拡がっています。『パンデミックだ！』と、一昨日のTVも叫んでいましたが、今日はもうTVも映らなくなりました。そう、もうどうでもよいのです。

あの親戚の医者も、全身から血と膿《うみ》を出しながら死んだそうです。『このままでは長生きできませんよ』と言って、私を散々脅したくせに。

父にも母にも妹にも、悪魔病の症状が出てしまいました。みんな、トイレと風呂場で吐き下ししながら、どんどん衰弱していくのがわかります。妹がお別れを言いに、床を這って来てくれました。溶けた腸がお尻から出てきたって、お腹の中が煮えくりかえって痛むって、泣いていました。せめて背中をさすってあげようと思ったけれど、背中の皮膚も溶けて血だらけだったので、何もできませんでした。

どこかの国の細菌兵器がどうのこうの……と、TVで言っていましたけど、これだけ世界中に拡がってしまうと、もう誰も生き残れないことくらい、私にだってわかります。

このまま苦しまずに、静かに死にたいのです……」

その未来生の意識体を光の世界へと導き、仙人さんへと委ねました。

Q「仙人さん、今の未来のビジョンは何ですか？　何が起こったのですか？」

A「三次元世界の行く末のひとつを見てもらいました。すでに悪魔病が大流行する下地はできています。見事に薬漬け、ワクチン漬け、添加物漬けにされた世界の居心地は、どうでしたか？

悪魔病は、三次元世界の医療では解明できません。細菌もウィルスも毒素も、検出できません。原因が解明されないと、対処も治療もできないのが三次元世界の医療ですから、仕方ありません」

Q「仙人さん、悪魔病の原因は、何だったのですか？」

A「エゴ、我欲、煩悩です。毒だらけの心身にしたからです。目に見えない毒が極まった病です。五次元のお医者さんには簡単に治せますが、三次元世界の医療では無理難題でしょう」

Q「人間は滅亡してしまうのですか？」

A「五次元化できた人たちは、悪魔病にはなりません。パンデミックになる数週間前に、直感や天の声に従って、安全な場所に集まってきます。

そこで悪魔病が通り過ぎるのを待ちますが、ちゃんと神々や宇宙人たちが護ってくれるので、恙《つつが》なく新しい五次元世界を迎えることができます。地底人の国に招かれたり、宇宙船に避難する人たちもいます。

地球は、宇宙から届いた五次元の浄化の光で、三次元世界が残していったさまざまな毒を一気に浄化してしまいます。もう放射能もプラスチック汚染も農薬汚染も、心配要らなくなります。
五次元の浄化の光が、あの悪魔病の原因です。
毒で汚れた人間だけを、地球上から消し去ります。これが、最も簡単な地球の浄化方法です。汚れた人間だけが消えた世界を、五次元の人間たちが引き継いでくれます。その数はとてもわずかですが、宇宙人や地底人たちがサポートしてくれるので、心配はありません。とても自然豊かで幸せな社会を楽しめますよ」

Q「浄化されて消えてしまった魂たちは、どうなるのですか？」

A「永久の輪廻転生の渦の中に戻ります。汚れてしまった魂を浄化するために、人間以外……小さな動植物へ戻る魂ばかりです。そこで、汚れていないエゴや我欲や煩悩を思い出します。次のチャンスまでには、時間はたっぷりとあります。これまでも何度も同じことをやってきました。また、その振り出しへ戻るだけです」

「今やるべき事」がテーマの社長さんの症例

Q「今日、光さんと繋がらなかった私の未来のビジョンを見せてください」

A「どん底です。社会と経済の大変化についていけませんでした。どこもかしこも連鎖倒産の嵐です。私の会社も……今日で終わりです。

銀行が連鎖倒産したあおりで、すべてを失ってしまいました。中国とアメリカとドイツの子会社も、すでに沈みました。罵声とシュプレヒコールが渦巻いています。我が社だけ？　いいえ、この大都会が憎悪に満ちています。すべてが終わりました。

政治家と取り巻きたちが、空港から逃げ出そうとしていますが……どこに逃げるつもりなのでしょう。もうこの世には、かくまってくれる安住の地などないのに……。

暴徒たちが空港からネット中継しています……政治家と財界人たちを捕ら

えては私刑《リンチ》する映像です。妻、子どもも……家族すべてを私刑しています。むごたらしい……吐き気がしてきますが、これが暴徒たちの虐げられてきた気持ちだったのでしょう。今だから、わかります……なぜ、もっと早く気づけなかったのでしょう。

我が家も暴徒たちに襲われました……妻と娘が暴徒たちに輪姦された写メが、これ見よがしに送られてきました。息子も……生き地獄を味わっていることでしょう。

恐怖です。狂気です。すべてが狂いました。

今、社長室の窓にイスを投げて割りました。私も地獄へと落ちます。さようなら……」

落ちていく意識体を天使のように抱き上げながら、大いなる光の中へと導きました。

Q「光さん、今、見せていただいた未来生は、何だったのですか？」

A「今のあなたへの警告です。今のあなたには、もう五次元化したから大丈夫だ、という過信があります。闇に囚われたチャネラーたちの餌食になってしまっています。

闇のどん底病にかかっていることに、気づかなければいけません。今のあなたは、見事に洗脳されてしまっています。

どんどん業績が良くなり、すべての運気が驚くほど良いことに、疑問を持たなかったでしょう。そこはまだ陰が極まった三次元世界だ、ということを忘れていましたよね。

驚くほど順調だったのは、あなたが三次元波動人だったからです。あなたの我欲とエゴと煩悩が、見事に陰が極まった三次元世界の波動とマッチングしたからでした。

あなたの運気を最大限に良くしたのは、私です。私の意図は、あなたへの期待でした。あなたへ夢のメッセージを送り続けましたが、覚えていますか？

あなたへ有り余る財を与えたのは、分かちあうためです。夢で見せた五次元人たちを、あなたの財で助けるミッションを、あなたに課しました。とても簡単なミッションでしたが、あなたは我欲とエゴに負けました。

あなたも昔、病のどん底病をさまよいました。あの時を思い出してごらんなさい。あの時の目で、今のあなたを見てごらんなさい。

今日、あなたを再びここへ招いたのは、あの時の目で、今の自分自身を見て欲しかったからです。ただそのためだけに、すべての時空のスケジュールを整えて、あなたをここに招いたのです。

だから、気づいてください。あなたには、大切な天命があるのですから」

その直後、この方は1分ほどの全身ケイレンの後、何事もなかったかのように目を覚まされました。何が起こったのか？　伺うと、「神さまに電気ショックをされました。『闇の洗脳を浄化するためです』と言われました。

おかげで、今は目がはっきりと見えます。さっきまでの私は何だったのでしょう？　悪い夢を見ていた、どこか気持ち悪い感覚を覚えています。

私は、自分の天命が何たるか、を忘れていました。今の私も、未来の私も、助かりました。ありがとうございました」

あるヒーラーの愛弟子の症例

Q「今日、光さんと繋がらなかった私の未来のビジョンを見せてください」

A「今と変わりありません。経済も政治も産業も、庶民の生活も今の延長線のままです。みんな、不平不満を口にしてはいますが、それなりに暮らしています。貧富の差は、今よりずっと大きいですね。でも、もう誰も文句を言いません。下を見ると、あきらめと絶望感が支配しています。もう、終わっていますね。

私はマスターと一緒に、上の暮らしを楽しんでいます。今よりもっとステキな暮らしで……贅沢三昧しています。お金も貢ぎ物もどんどん入ってきます。もう毎日が楽しくて仕方ありません。

先週は、マスターとおそろいのポルシェを買いました。どうせ私は乗らないのですが、信者に貸してあげると大喜びして、ますます仕事に励んでくれますから。

地球も何も変わりはありません。自然汚染と破壊は、ますますエスカレートしていますが、どうってことありません。お金さえ出せば、きれいなビーチも緑豊かな森も手に入りますからね。

ITも、ものすごく進歩していますよ。6Gは役立たずになって、今は7Gの時代です。頭に埋め込んでいたITチップは、もう時代遅れとなって、今ではみんな、首や腕に超小型のITチップを埋め込んで、すばらしい情報化社会を楽しんでいます。

我がマスターは神と崇められています。私たち弟子は神の使徒です。だから、お金も貢ぎ物も山のように集まります。

この超情報化した世界では、誰もが『生きがい』に飢えています。こころは、5Gの終わりと共に消えてしまいました。こころなどなくなって当然です。『精神性』が最も大切です。これが我がマスターの教えです。

我がマスターは、世界中の飢える民たちに『生きがい』を与えています。家畜には家畜の『生きがい』があります。家畜たちは、喜んで指示通りに働きます。それでよいのです」

Q「宇宙との関わりは、どうなっていますか？」

A「宇宙？　たいして変わりませんよ。月に各国の基地ができたくらいでしょうか……相変わらず勢力争いをしていますが、私たちには関わりのないことです。宇宙で暮らしたい富豪たちもいましたが、みんな体調不良になるようで、今では宇宙生活は流行っていませんね」

Q「日々の食生活は、どうなっていますか？」

A「もう自然の食材はなくなりました。肉も魚も野菜も……すべて工場で作られます。でも、味も栄養も変わりませんよ。昔よりも美味しいくらいです。

埋め込みＩＴチップで24時間、身体の異常を管理してもらっているので、ガンや脳卒中や心臓病は減りましたよ。老化も防げるようになりました。ＩＴ化された人工関節や人工臓器のおかげで、寝たきりやリハビリ通院の人は見なくなりましたね。病人はどこに行ったのかな？　病院はどんどん大規模になっているのですが……まぁ　医療業界もますますお盛んなようですから……持ちつ持たれつ、気にしません。

こんなすばらしい未来が、すぐそこまで来ていますよ。あなたも今のまま楽しんでいれば、こちらへやって来られますからね」

Q「光さん、この未来のビジョンは、何を意味しているのですか？」

A「ホログラフィックな夢幻の世界です。三次元世界の為政者が用意した夢幻の世界で、あなたたちは永久に飼われるのです。あなたたちの魂の輝きを永久に吸い続けよう、と企んだ為政者が作った夢幻世界です。魂の輝きが消え去るまで、そこからは出られません。あなた方の魂の墓場です。そこは、地球意識体にも宇宙人たちにも手の届かない、禁断の亜空間です。今のままでは、三次元世界の多くの人たちが、この魂の墓場へと招き入れられてしまいます」

Q「光さん、私のマスターは何者ですか？」

A「為政者に高次の意識を支配された僕《しもべ》です。夢幻のビジョンとメッセージで支配されているだけで、本人に悪意はありません。為政者のマリオネットです。

あなたなら、私たちと繋がって目覚め、私たちのメッセージを語ってくれるだろう、と思い、今日ここに導きました。多少の妨害はありましたが、何とかこうしてあなたと繋がることができました。

まず、あなたがしっかりと目覚めてください。そして、私たちの声をまわりの人たちに伝えてください。それがあなたへの天命です。さぁ、行きなさい。私たちが見守っていますから、大丈夫です」

この方のその後の消息は不明です。

参考図書

『免疫力が強くなる言葉の法則』工藤清敏（現代書林）
『生活習慣病を塩で治す』工藤清敏（自然医学研究所）
『わたしは王』金城光夫（ヒカルランド）
『目の真力』金城光夫（ヒカルランド）
『喜びの真法』金城光夫（ヒカルランド）
『医学不要論』内海聡（廣済堂）
『人が病気になるたった2つの原因』安保徹（講談社）
『医者いらずの「にんじんジュース」健康法』石原結實（ＰＨＰ文庫）
『薬をやめると病気は治る』安保徹（マキノ出版）
『こうすれば病気は治る』安保徹（新潮選書）
『奇跡を起こす驚異の免疫療法』福田稔・安保徹（ＳＢクリエイティブ）
『明るいチベット医学』大工原彌太郎（情報センター出版局）
『男の教科書』アダム徳永（中経出版）

『スローセックス』アダム徳永（日本文芸社）
『男は女を知らない』アダム徳永（講談社+α新書）
『仙道双修の秘法』張明彦（太玄社）
『治りたければ、3時間湯ぶねにつかりなさい！』小川秀夫（共栄書房）
『生命《いのち》の水　奇跡の尿療法』J・W・アームストロング（論創社）
『尿療法バイブル』マーサ・クリスティ（論創社）
『尿療法大全』クーン・ヴァン・デル・クローン（論創社）
『チベット医学』イェシェー・ドゥンデン（地湧社）
『フラワー・オブ・ライフ』ドランヴァロ・メルキゼデク（ナチュラルスピリット）
『ハートの聖なる空間へ』ドランヴァロ・メルキゼデク（ナチュラルスピリット）
『生きがいの創造』飯田史彦（PHP研究所）
『霊障医学』奥山輝実（ヒカルランド）
『黄泉医学』奥山輝実（ヒカルランド）

参考図書

『幽幻医学』　奥山輝実（ヒカルランド）
『生きがいの催眠療法』　飯田史彦、奥山輝実（ＰＨＰ研究所）
『前世物語』　奥山輝実（牧歌舎）
『前世療法ハンドブック』　奥山輝実（牧歌舎）
『龍神覚醒術』　奥山輝実、並み里武裕（三和書籍）

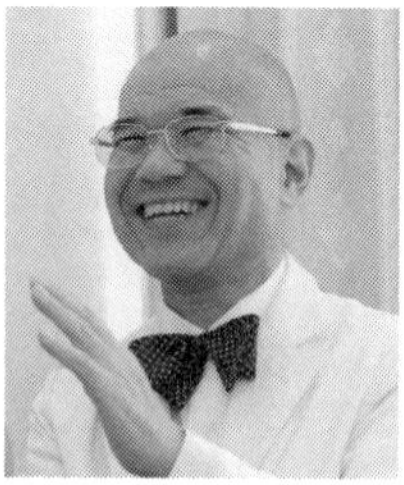

奥山輝実　おくやま てるみ
1957年酉年　大阪生まれ
府立茨木高校、関西医科大学卒業。在学中にプラトンをはじめとするギリシャ古典哲学にふれる。関西医大脳神経外科に入局し、脳外科医として研鑽のかたわら、同教室の故・松村浩教授のもとで漢方医学と心療内科を学びながら、日本脳神経外科専門医、日本東洋医学専門医（現：漢方専門医）を修得した。

1996年、大阪府門真市で奥山医院を開業し、心療内科治療としての前世療法やアーユルヴェーダなどを含む東洋医学診療を併用した総合診療科を始める。2000年春より日本で初めてとなる「光の前世療法」を開始し、2018年末までにのべ8000人以上の方々の「生きがいの創造」「難病奇病の治療」のお手伝いをしてきた。

2012年より藤本蓮風先生に鍼灸を師事し漢方治療に鍼灸を加えた。2015年、吉川正子先生から陰陽太極鍼を直接伝授された。

2014年11月に門真の奥山医院を類焼で焼失し、2015年12月から大阪心斎橋で奥山医院を再開した。2017年末、還暦を迎えたのを機に脳外科専門医を返上して、自然医学医として、食養生と生活養生、尿療法、波動量子医学を指導すると共に、漢方鍼灸氣功を実践研鑽し続けている。

2019年５月より大阪、鴫野に医院を移転し、薬を使わない医療の完成をめざして保険医を辞退した。

2016年から自らも１日１食の少食療法と尿療法を行って20kg のダイエットに成功している。

2018年５月『霊障医学』（ヒカルランド）、10月『黄泉医学』（ヒカルランド）、2019年９月『幽幻医学』（ヒカルランド）出版。

2019年夏『龍神覚醒術』（三和書籍）を出版した。

連絡先
医療法人　愛香会　奥山医院
〒536-0013
大阪府大阪市城東区鴫野東２丁目６－７
コーポ・ラ・ベリエール１Ｆ
Tel 06-4963-3283
mail　love@okuyama.or.jp
HP　http://www.okuyama.or.jp

龍神医学

三次元⇅五次元の狭間で待つ【どん底病】【次元病】【宇宙人病】

第一刷　2019年10月31日

著者　奥山輝実

発行人　石井健資

発行所　株式会社ヒカルランド
〒162-0821　東京都新宿区津久戸町3-11　TH1ビル6F
電話　03-6265-0852　ファックス　03-6265-0853
http://www.hikaruland.co.jp　info@hikaruland.co.jp

振替　00180-8-496587

本文・カバー・製本　中央精版印刷株式会社

DTP　株式会社キャップス

編集担当　伊藤愛子

ISBN978-4-86471-812-7

②愛（伴侶）
・最幸のソウルメイトがわかる過去生へ（2017.4新規録音） ・今年最高のパートナーと結ばれるための過去生へ（2008.1録音） ・愛に包まれるための過去生へ（2008.1録音） ・あの人との絆がわかる過去生へ（2012.8録音） ・光のパートナーのワーク（2011.8録音）

③病の原因編（難病奇病死病）
・病気の原因がわかる過去生へ（2017.4. 新規録音） ・生命を輝かすための過去生へ（2010.3.Live 録音） ・この病気に最も深く関係している過去生へ（2007.7. 録音） ・生まれ変わりの儀式（2008.8.Live 録音）

④病の治し方編（難病奇病死病）
・病気の治し方がわかる過去生へ（2017.4. 新規録音） ・あの病気を治す過去生へ（2011.1.Live 録音） ・許しの過去生へ（2010.3. 録音） ・病気を治すおやすみヒプノ（2008.6. 録音）

⑤生きがい
・人生の目的がわかる過去生へ（2017.4. 新規録音） ・人生の目的がわかる過去生へ（2008.7. 録音） ・今生の天職がわかる過去生へ（2008.7録音） ・生きがいを創造できる過去生へ（2012.4.Live 録音） ・この人生の使命がわかる過去生へ（2007.2. 録音）

⑥眠り
・あなたのこころを光に返るおやすみヒプノ ・愛のおやすみヒプノ ・過去を封印するおやすみヒプノ ・光とコンタクトするためのおやすみヒプノ ・魂の浄化のおやすみヒプノ ・浄化のためのおやすみヒプノ ・身も心も元気になるおやすみヒプノ ・生まれ変わるためのおやすみヒプノ ・病気を治すおやすみヒプノ ・明日の幸せを招くおやすみヒプノ ・チャネリングのための瞑想 ・光の存在と再会するための瞑想

価格 各13,200円（税別・送料込み）
※ご提供媒体は、USB のみです。パソコンへの取り込みが必要です。
CD や音声データなどではお送りしておりませんので、予め、ご自宅のパソコンでUSB の音声データが再生できることをご確認ください。
※ご購入後のご返品、ご交換はできませんので予めご了承ください。

ご購入方法
1）神楽坂ヒカルランドみらくるで直接お買い求めいただけます。
（受注生産ですので、必ず 3 日前までにご予約をお願い致します）
2）メール注文も可能です。お支払いは銀行振込（前払い）になります。
（ご注文メールへの返信で振込先をご案内いたします）
お振込確認後、ゆうパックでお届けいたします。
かならず①②③④⑤⑥の、どのセットをご希望かをお書き添えください。

奥山輝実先生特別セッション『龍神覚醒術』 in 神楽坂ヒカルランドみらくる

＊龍神はあなたの使徒…あなたが龍神の王なのです！＊

あなたの中の龍神を目覚めさせ、五次元への鍵を手に入れる『龍神覚醒術』が、神楽坂ヒカルランドみらくるで受けられます。

五次元世界へジャンプアップしようとしている「今この時」を生きている人たちは、どんな時でも勇猛果敢に働いてくれる最高最強の龍神を連れて来ています。ところが三次元世界にドップリと浸かっていると、さまざまな毒が龍神を弱らせ、ひどい時には化石化している龍神が見えることもあります。
その内なる龍神を目覚めさせるのがこの『龍神覚醒術』。内なる龍神の声が聞こえてくれば、あなたも龍神覚醒人になれます！
この一年で超進化を遂げた「龍神覚醒術」で、直接、あなたの意識を神意識や宇宙意識、あらゆる高次の意識体やアカシックレコードに導きます。

【龍神覚醒術の流れ】
宇宙で最も安らぎと自然治癒力・蘇生力が得られる「空と無の宇宙」へ心身魂を催眠誘導で導き、内なる龍神を目覚めさせるために、三次元世界の毒抜きをします。その後、龍神の世界、観音さまやお薬師さまの世界、宇宙人・地底人の世界などを訪れ、神々からのアドバイスを受け取ります。

【龍神覚醒術】
料金…66,000円（税込、事前振込制）
セッション時間…100分
日時…2019年10月19日（土）、20日（日）
会場＆お問合せ・お申込み先：神楽坂ヒカルランドみらくる

＊奥山先生がセレクトした財・愛・病・生きがい・眠りのワーク＊
光の前世療法 音声録音盤（MP３）

過去生・未来生・平行次元の自分、創造主・宇宙・神々・大いなる光からのメッセージ＆アドバイスを受け取る光の前世療法。受け取れば受け取るほど、大きな変容が起こっていきます。こちらをいつでもお好きなとき、お好きな場所で聴きながら何度でもワークができるよう、以前の録音版～最新のセミナー録音をジャンル別に１本のUSBに入れて販売しています。（Live版はノイズが少々混じります）

①財（お金）
・最幸の金運を招くための過去生へ（2017.5新規録音） ・あなたの本物の宝物がわかる過去生へ（2007.2録音） ・あなたが大出世した過去生へ（2007.2録音） ・豊かになりまショー（2010.4 Live録音） ・開運＆人生繁盛のワーク（2012.1録音）

★《AWG》癒しと回復「血液ハピハピ」の周波数

生命の基板にして英知の起源でもあるソマチッドがよろこびはじける周波数を
カラダに入れることで、あなたの免疫力回復のプロセスが超加速します！

世界12カ国で特許、厚生労働省認可！　日米の医師＆科学者が25年の歳月をかけて、ありとあらゆる疾患に効果がある周波数を特定、治療用に開発された段階的波動発生装置です！ 神楽坂ヒカルランドみらくるでは、まずはあなたのカラダの全体環境を整えること！　ここに特化・集中した《多機能対応メニュー》を用意しました。

A．血液ハピハピ＆毒素バイバイコース
　（AWG コード003・204）　60分／6,000円
B．免疫 POWER　バリバリコース
　（AWG コード012・305）　60分／6,000円
C．血液ハピハピ＆毒素バイバイ＆免疫 POWER
　バリバリコース　120分／12,000円
D．水素吸入器「ハイドロブレス」併用コース
　60分／10,000円
E．脳力解放「ブレインオン」併用コース　60分／10,000円
F．AWG プレミアムコース　60分×9回／50,000円

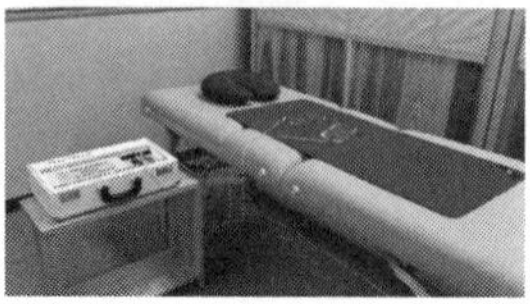

※180分／18,000円のコースもあります。
※妊娠中・ペースメーカーご使用の方にはご案内できません。

AWGプレミアムメニュー

1つのコースを一日1コースずつ、9回通っていただき、順番に受けることで身体全体を整えるコースです。2週間～1か月に一度、通っていただくことをおすすめします。

①血液ハピハピコース　　②免疫 POWER UP バリバリコース
③お腹元気コース　　④身体中サラサラコース
⑤毒素やっつけコース　　⑥老廃物サヨナラコース

★ソマチッド《見てみたい》コース

あなたの中で天の川のごとく光り輝く「ソマチッド」を
暗視野顕微鏡を使って最高クオリティの画像で見ることができます。
自分という生命体の神秘をぜひ一度見てみましょう！

A．ワンみらくる　1回／1,500円（5,000円以上の波動機器セラピーをご利用の方のみ）
B．ツーみらくる（ソマチッドの様子を、施術前後で比較できます）2回／3,000円（5,000円以上の波動機器セラピーをご利用の方のみ）
C．とにかくソマチッド　1回／3,000円（ソマチッド観察のみ、波動機器セラピーなし）

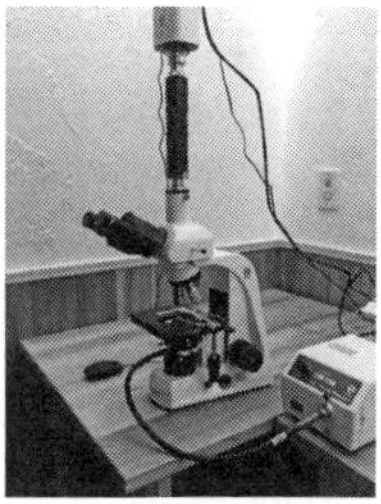

神楽坂ヒカルランド
みらくる
Shopping & Healing

★ TimeWaver《タイムウエイバー》

時間も空間も越えて、先の可能性が見える！
多次元量子フィールドへアクセス、新たな未来で成功していく指針を導きだします。

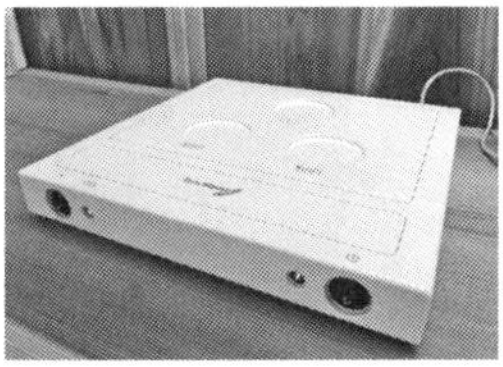

空間と時間を超越したヒーリングマシン「TimeWaver」は、抱えている問題に対して､瞬時に最適な指針を導き出します。タイムマシンの原理を応用し12次元レベルから見た情報を分析。肉体的なレベルだけではなく、チャクラや経絡、カルマ、DNA、遺伝的な要因など広い範囲にわたる情報フィールドにアクセスし、問題の原因を見つけます。

初回 60分／35,000円　　2回目以降 60分／25,000円

遠隔セッション可能です

TimeWaver がアクセスするのは、量子フィールド。お一人で写っているご自身の顔写真と生年月日などの情報があれば、アプリや、お電話などでの遠隔セッションが可能です。プライベートなお話のできる静かな場所で、椅子などにゆっくり座りながらお受けください。

★音響免疫チェア《羊水の響き》

脊髄に羊水の音を響かせて、アンチエイジング！
基礎体温１℃アップで体調不良を吹き飛ばす！
細胞を活性化し、血管の若返りをはかりましょう！

特許1000以上、天才・西堀貞夫氏がその発明人生の中で最も心血を注ぎ込んでいるのがこの音響免疫チェア。その夢は世界中のシアターにこの椅子を設置して、エンターテインメントの中であらゆる病い／不調を一掃すること。

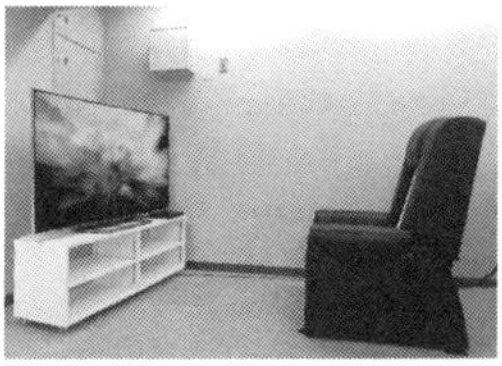

椅子に内蔵されたストロー状のファイバーが、羊水の中で胎児が音を聞くのと同じ状態をつくりだすのです！　西堀貞夫氏の特製 CD による羊水体験をどうぞお楽しみください。

Ａ．自然音Ａコース「胎児の心音」　60分／10,000円
Ｂ．自然音Ｂコース「大海原」　60分／10,000円
Ｃ．「胎児の心音」「大海原」　120分／20,000円

植物の高波動エネルギー《ブルーライト》

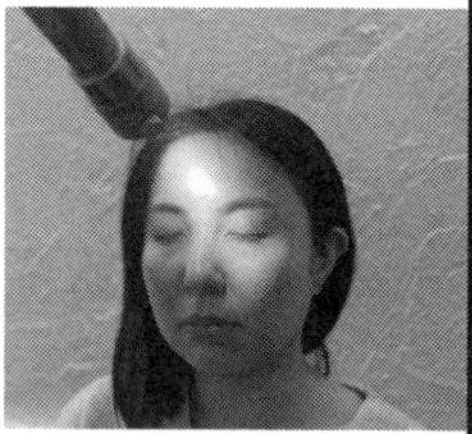

高波動の植物の抽出液を通したライトを頭頂部などに照射。抽出液は13種類、身体に良いもの、感情面に良いもの、若返り、美顔……など用途に合わせてお選びいただけます。より健康になりたい方、心身の周波数や振動数を上げたい方にピッタリ！

A．健康コース　7か所　10〜15分／3,000円
B．メンタルコース　7か所　10〜15分／3,000円
C．健康＋メンタルコース　15〜20分／5,000円
D．ナノライト（ブルーライト）使い放題コース
30分／10,000円　60分／15,000円

★気を生み出す《ドルフィン》

長年の気になる痛み、手放せない身体の不調…たったひとつの古傷が気のエネルギーの流れを阻害しているせいかもしれません。他とは全く違うアプローチで身体に氣を流すことにより、体調は一気に復活しますが、痛いです！！！

A．激痛！　エネルギー修復コース 60分／15,000円
B．体験コース 30分／5,000円

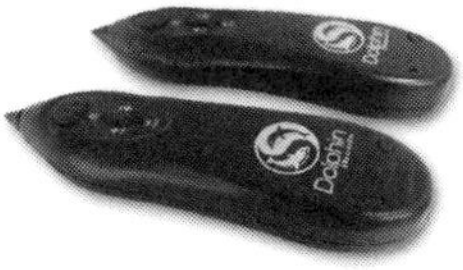

★脳活性《ブレインオン》

聞き流すだけで脳の活動が活性化し、あらゆる脳トラブルの予防・回避に期待できます。集中力アップやストレス解消、リラックス効果も抜群。緊張した脳がほぐれる感覚があるので、AWG との併用がおすすめです！

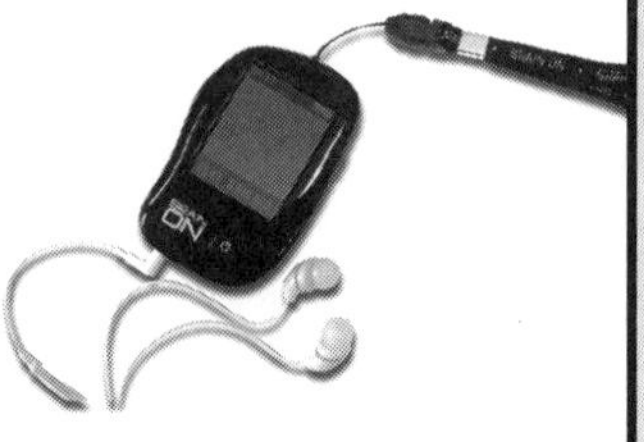

30分／2,000円
脳力解放「ブレインオン」AWG 併用コース
60分／10,000円

★量子スキャン＆量子セラピー《メタトロン》

あなたのカラダの中をDNAレベルまで調査スキャニングできる
量子エントロピー理論で作られた最先端の治療器！

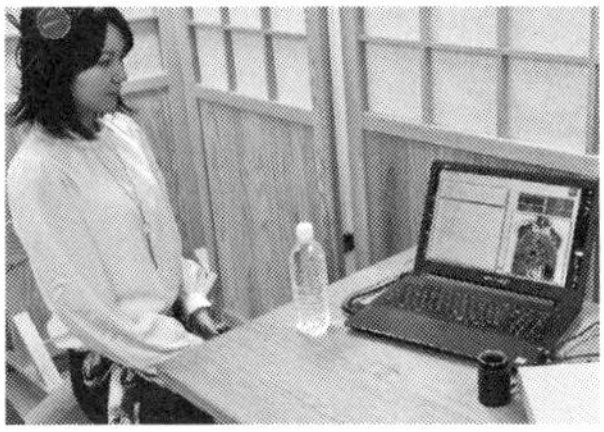

筋肉、骨格、内臓、血液、細胞、染色体など——あなたの優良部位、不調部位がパソコン画面にカラーで6段階表示され、ひと目でわかります。セラピー波動を不調部位にかけることで、その場での修復が可能！
宇宙飛行士のためにロシアで開発されたこのメタトロンは、すでに日本でも進歩的な医師80人以上が診断と治癒のために導入しています。
A.B.ともに「セラピー」「あなたに合う／合わない食物・鉱石アドバイス」「あなただけの波動転写水」付き

A.「量子スキャンコース」　60分／10,000円
あなたのカラダをスキャンして今の健康状態をバッチリ6段階表示。気になる数か所へのミニ量子セラピー付き。
B.「量子セラピーコース」
120分／20,000円
あなたのカラダをスキャン後、全自動で全身の量子セラピーを行います。60分コースと違い、のんびりとベッドで寝たまま行います。眠ってしまってもセラピーは行われます。

★脳活性《ブレイン・パワー・トレーナー》

脳力UP＆脳活性、視力向上にと定番のブレイン・パワー・トレーナーに、新メニュースピリチュアル能力開発コース「0.5Hz」が登場！　0.5Hzは、熟睡もしくは昏睡状態のときにしか出ないδ（デルタ）波の領域です。「高次元へアクセスできる」「松果体が進化、活性に適している」などと言われています。

Aのみ　15分／3,000円　　B～F　30分／3,000円
AWG、羊水、メタトロンのいずれか（5,000円以上）と同じ日に受ける場合は、2,000円

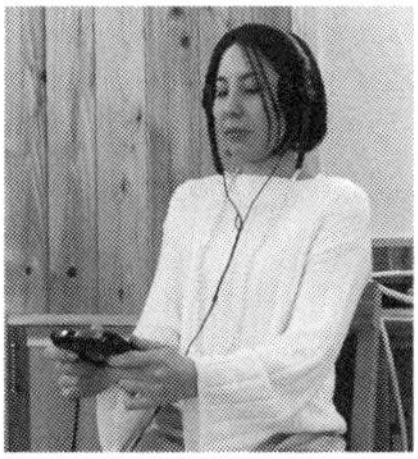

A.「0.5Hz」スピリチュアル能力開発コース
B.「6Hz」ひらめき、自然治癒力アップコース
C.「8Hz」地球と同化し、幸福感にひたるコース
D.「10Hz」ストレス解消コース
E.「13Hz」集中力アップコース
F.「151Hz」目の疲れスッキリコース

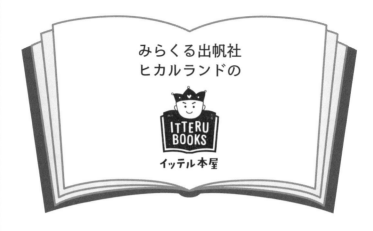

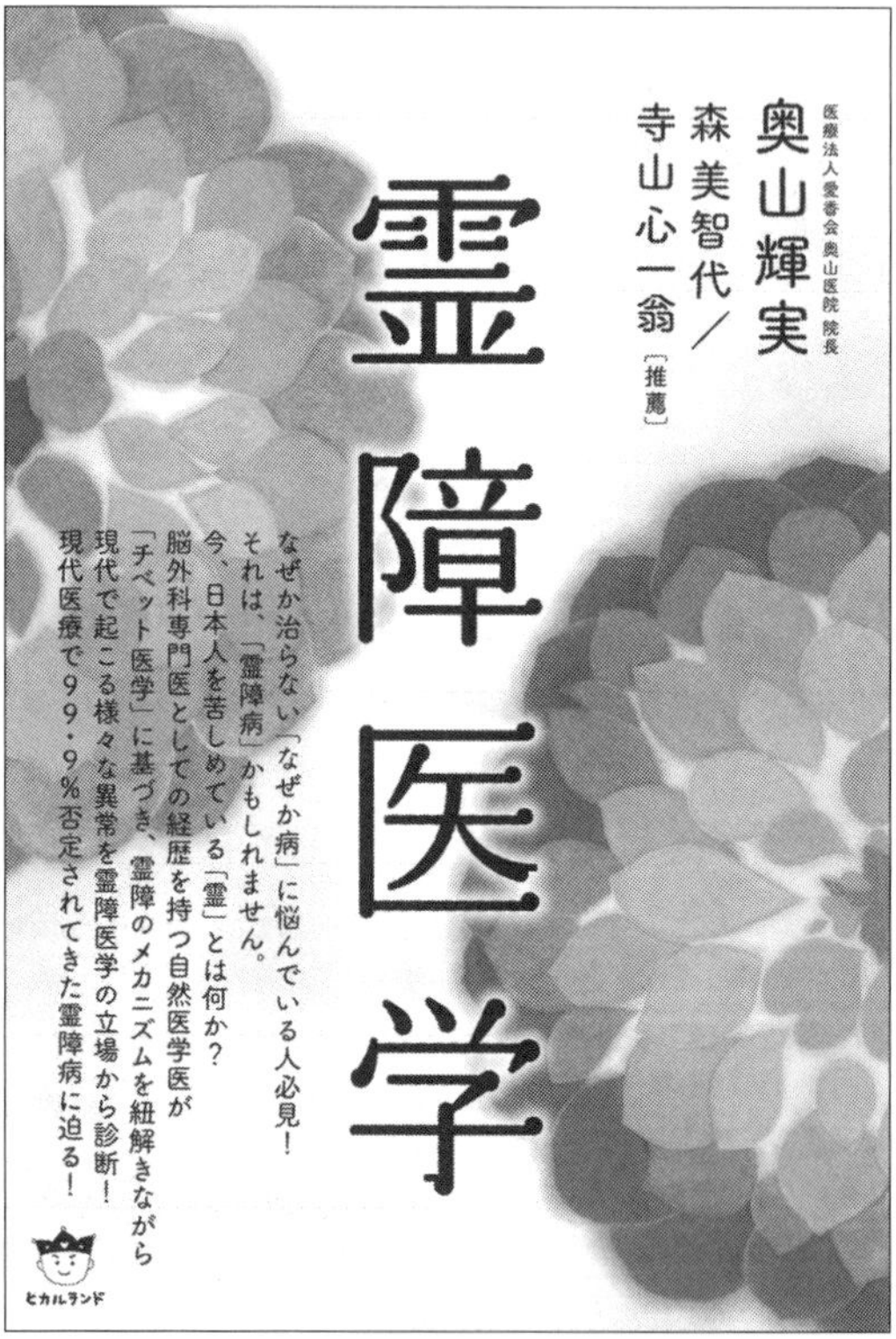

霊障医学
著者：奥山輝実
推薦：森美智代／寺山心一翁
四六ソフト　本体 1,815円+税

ヒカルランド　好評既刊！

地上の星☆ヒカルランド　銀河より届く愛と叡智の宅配便

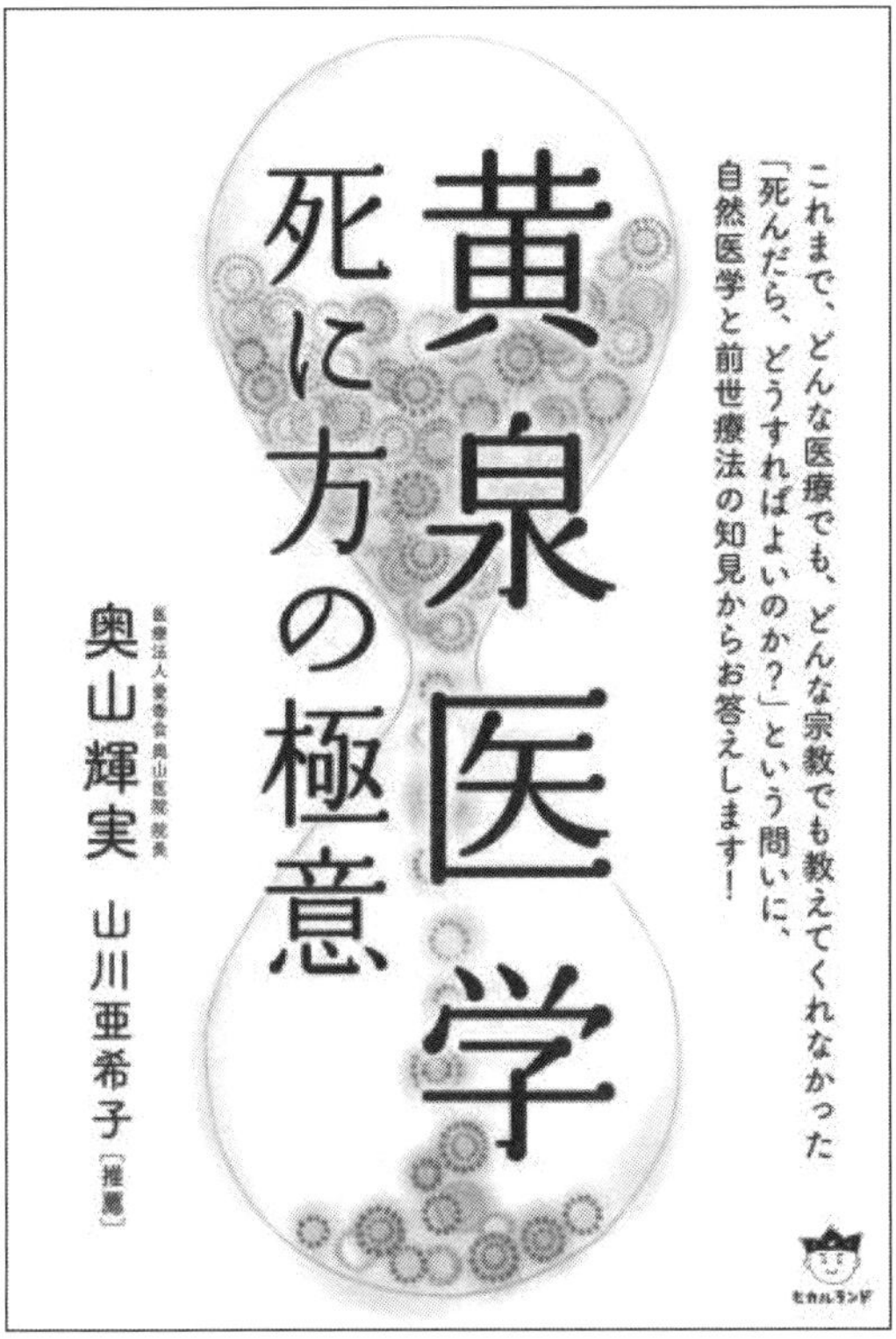

黄泉医学
死に方の極意
著者：奥山輝実
推薦：山川亜希子
四六ソフト　本体 2,000円+税

ヒカルランド　好評既刊！

地上の星☆ヒカルランド　銀河より届く愛と叡智の宅配便

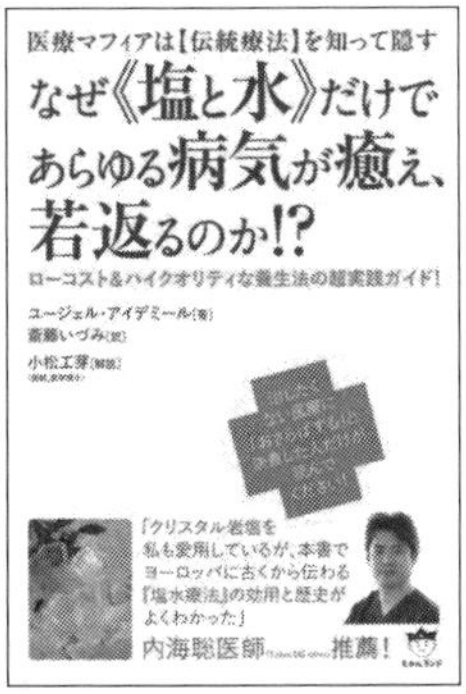

医療マフィアは［伝統療法］を知って隠す
なぜ《塩と水》だけであらゆる病気が癒え、若返るのか!?
著者：ユージェル・アイデミール
訳者：斎藤いづみ
四六ソフト　本体 1,815円+税

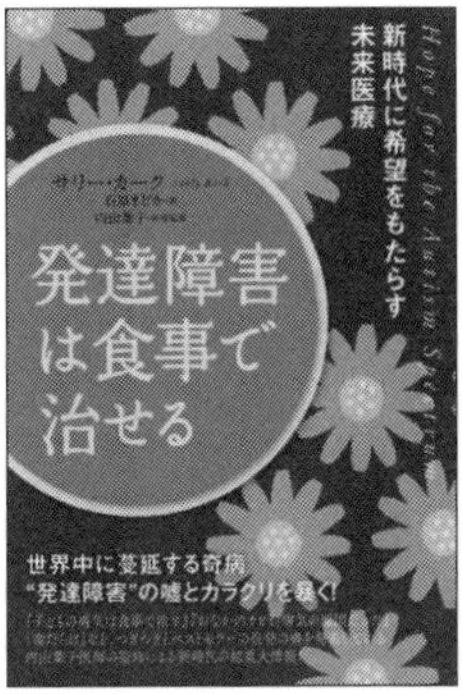

発達障害は食事で治せる
新時代に希望をもたらす未来医療
著者：サリー・カーク
訳：石原まどか
医療監修：内山葉子
Ａ５ソフト　本体 3,333円+税

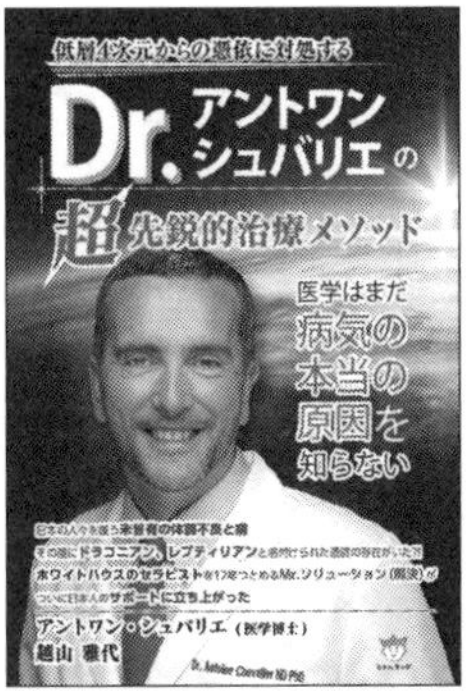

Dr.アントワン・シュバリエの超先鋭的治療メソッド
著者：アントワン・シュバリエ／越山雅代
四六ソフト　本体 2,000円+税

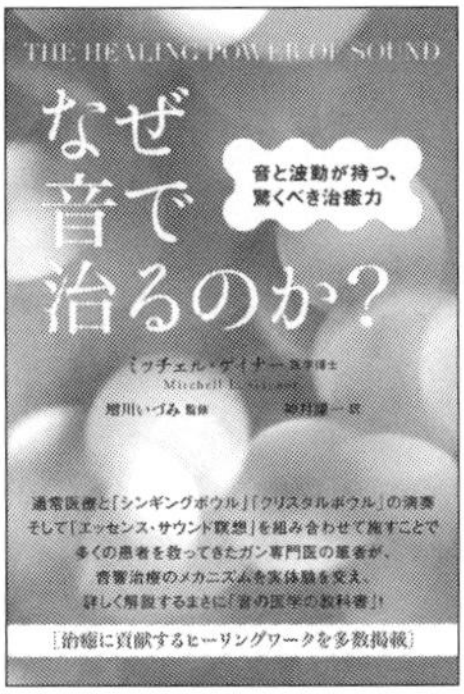

なぜ音で治るのか？
音と波動が持つ、驚くべき治癒力
著者：ミッチェル・ゲイナー
訳者：神月謙一
監修：増川いづみ
四六ソフト　本体 2,000円+税

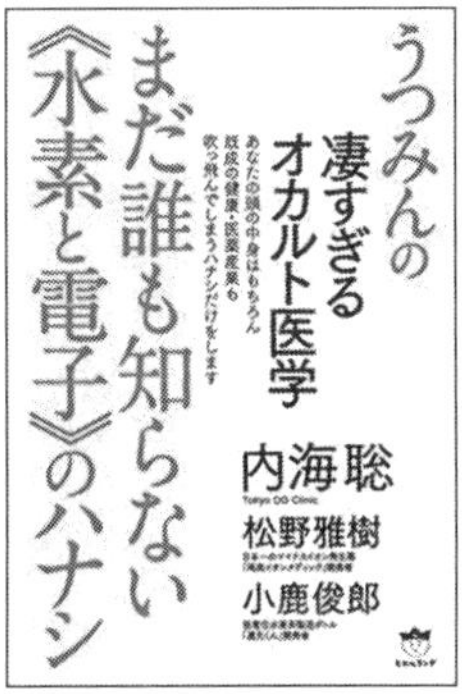

うつみんの凄すぎるオカルト医学
まだ誰も知らない《水素と電子》のハナシ
著者：内海 聡／松野雅樹／小鹿俊郎
四六ソフト　本体 1,815円+税

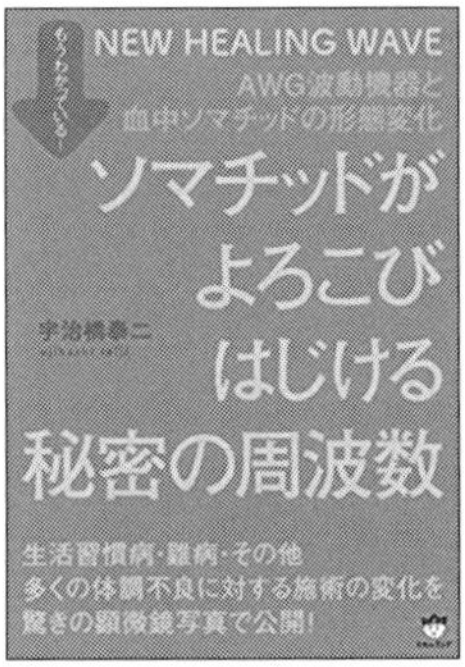

もうわかっている！
ソマチッドがよろこびはじける秘密の周波数
AWG波動機器と血中ソマチッドの形態変化
著者：宇治橋泰二
Ａ５ソフト　本体 3,333円+税

ヒカルランド　好評既刊！

地上の星☆ヒカルランド　銀河より届く愛と叡智の宅配便

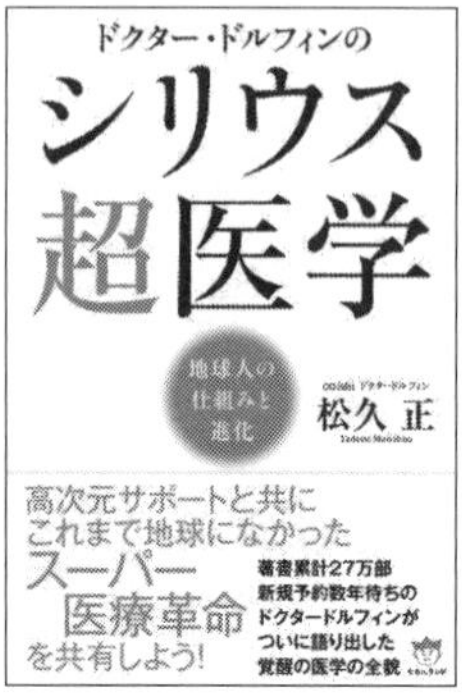

ドクター・ドルフィンの
シリウス超医学
地球人の仕組みと進化
著者：松久 正
四六ハード　本体1,815円+税

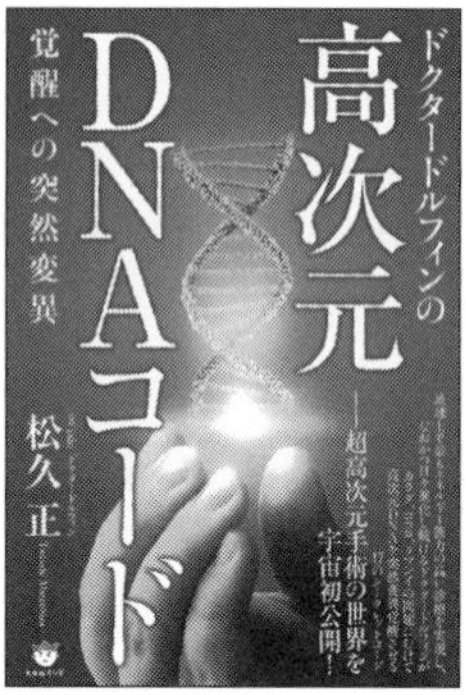

ドクタードルフィンの
高次元DNAコード
覚醒への突然変異
著者：松久 正
四六ハード　本体 1,815円+税

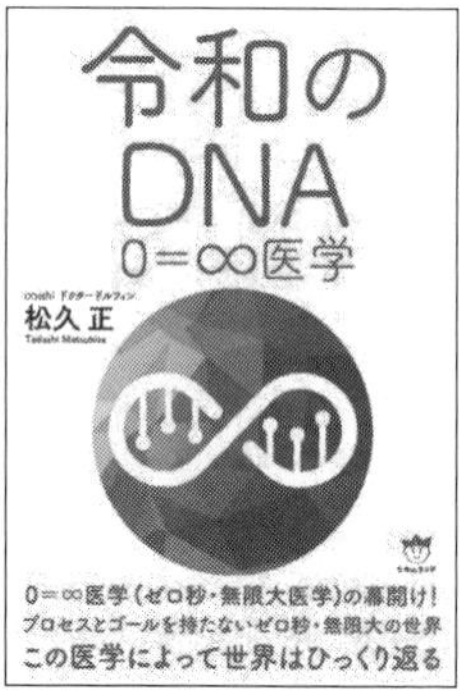

令和のDNA
0＝∞医学
著者：松久 正
四六ハード　本体 1,800円+税

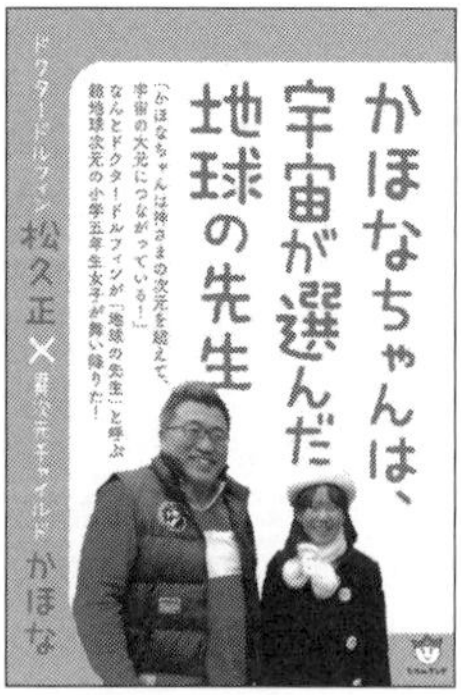

かほなちゃんは、宇宙が選んだ地球の先生
ドクタードルフィン松久正×異次元チャイルドかほな
著者：かほな／松久 正
四六ソフト　本体 1,333円+税

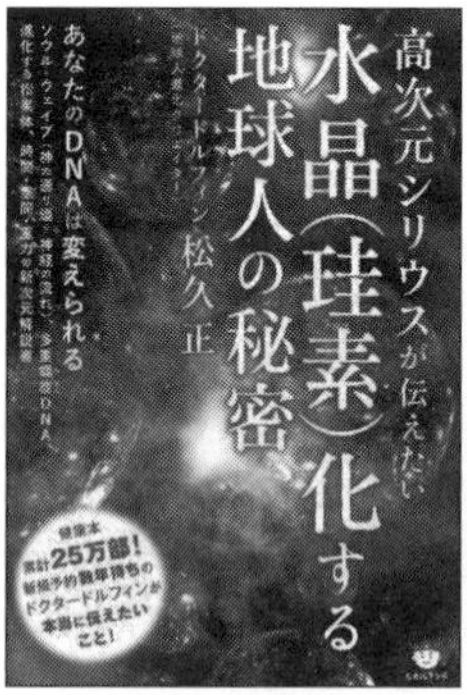

高次元シリウスが伝えたい
水晶（珪素）化する地球人の秘密
著者：松久 正
四六ソフト　本体 1,620円+税

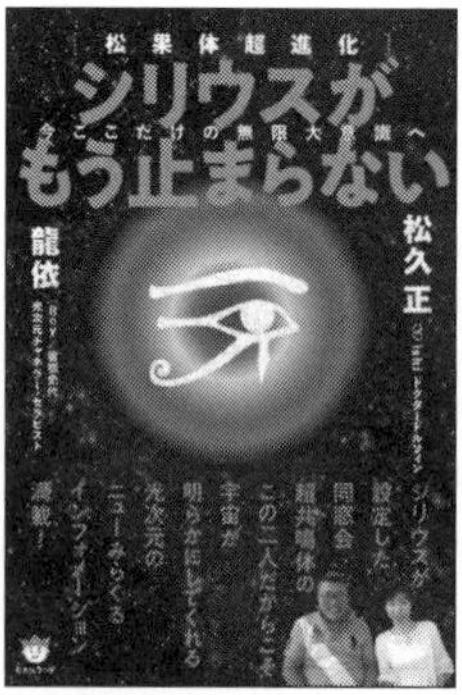

松果体超進化
シリウスがもう止まらない
今ここだけの無限大意識へ
著者：松久 正／龍依
四六ソフト　本体 1,815円+税